Erkältungen, Darmpilzerkrankungen, Allergien, Infektionen, Verdauungs- und Hautproblemen oder sogar bei Krebserkrankungen eingesetzt werden kann, bei uns bis heute nahezu unentdeckt bleiben konnte: Die Rede ist von Lapachotee. Er ist ein erfrischender, bekömmlicher Heiltee, der aus den rotbraunen, dünnen Rindenstücken des Lapachobaumes gewonnen wird, den die südamerikanischen Urvölker als Baum des Lebens bezeichnen. Als Heilgetränk hat er eine lange Geschichte: Schon die Medizinmänner der Inkas verwendeten die Teezubereitung aus der Baumrinde zu Heilzwecken.

Den heilkräftigen Inhaltsstoffen auf der Spur

Moderne Laboruntersuchungen aus Südamerika konnten Licht in die geheimnisvollen Heilkräfte des Lapachotees bringen. So weiß man heute, dass der Tee eine besonders wertvolle Kombination zahlreicher Mineralstoffe und Spurenelemente enthält. Darüber hinaus wurden auch antibakterielle und virentötende Wirkstoffe gefunden.
Er kann eingesetzt werden, um die Abwehrkräfte zu steigern und die Entgiftung zu unterstützen. Eine weitere wichtige Rolle spielt Lapacho, der im Gegensatz zu schwarzem Tee kein aufputschendes Teein enthält, für die Harmonisierung der Blutqualität. Dies wirkt der häufig anzutreffenden Übersäuerung des Organismus entgegen. Aber auch bei schweren organischen Krankheiten wie beispielsweise Krebserkrankungen wird Lapachotee als unterstützendes, kräftigendes Naturheilmittel eingesetzt, und in der Tat gibt es immer mehr Hinweise darauf, dass das im Tee enthaltene Lapachol eine Krebstherapie wirkungsvoll ergänzen kann.
Obwohl Lapachotee natürlich auch einfach zum Genuss getrunken werden kann, sind seine gesundheitsfördernden Wirkungen doch so vielfältig, dass er es verdient hat, in die Hausapotheke aufgenommen zu werden. Dieser Ratgeber wird Sie mit den zahlreichen Möglichkeiten bekannt machen, Lapachotee innerlich und äußerlich für Gesundheit, Schönheit und Wohlbefinden einzusetzen. Lernen Sie, wie Sie die sanfte Kraft aus der Rinde vom »Baum des Lebens« für sich und die ganze Familie nutzen können!

Die Entstehung zahlreicher Krankheiten und Beschwerden wird heute in Zusammenhang mit einem geschwächten Immunsystem gesehen. Der Vorbeugung in Form einer gezielten Stärkung der körpereigenen Abwehr kommt deshalb immer größere Bedeutung zu.

Lapachotee – Tradition und Geschichte

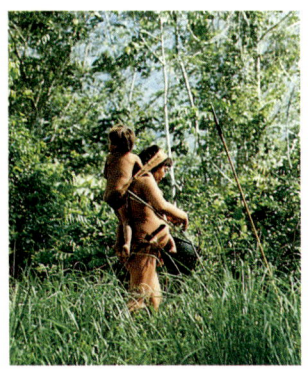

In der Urwaldapotheke der brasilianischen Indianer ist die Heilwirkung des Lapacho schon seit Jahrhunderten bekannt.

So unbekannt hier zu Lande der rote Lapachotee noch ist, so populär ist er in Brasilien, wo er als beliebtes pflanzliches Heilmittel gegen eine große Palette von Krankheiten eingesetzt wird. So ist den Südamerikanern ihr Lapachotee mindestens so wertvoll wie den Europäern das Johanniskraut oder die Kamille.

Glücklicherweise werden immer mehr pflanzliche Medikamente entdeckt, die aus weit entfernten Erdteilen kommen – so z. B. auch das Teebaumöl der Australier. Ebenso wie exotische Gewürze, beispielsweise Ingwer oder Vanille, unsere Speisen abwechslungsreicher gestalten, steht auch die Heilkraft von Pflanzen, die in anderen Erdteilen schon in ferner Vergangenheit entdeckt und erfolgreich eingesetzt wurden, für unsere Gesundheit zur Verfügung.

Ein Ausflug in die Botanik

Nach Schätzungen existieren allein in Amazonien noch ebenso viele unbekannte Pflanzenarten wie in Nordamerika botanisch klassifizierte. Es sind in Zukunft also noch zahlreiche Entdeckungen für die Medizin zu erwarten.

Lapachotee wird aus der Rinde des Lapachobaumes (Tabebuia avellanedae) gewonnen. Tabebuia avellanedae gehört zur Pflanzenfamilie der Bignoniaceen, zu der rund 800 Arten aus über 125 Gattungen gerechnet werden. Tabebuia avellanedae ist ein Baum, der in den tropischen Regenwäldern zwischen Argentinien und Mexiko beheimatet ist. Seltener findet man die Pflanze auch in trockenen tropischen Wäldern. Der Baum wächst auf kalk- und eisenreichen Böden, kann über 20 Meter hoch werden und einen Durchmesser von mehr als 70 Zentimeter erreichen. Die in den Höhenlagen der Anden vorkommenden Bäume werden mitunter bis zu 700 Jahre alt.

Die äußere Rinde des südamerikanischen Baumes ist relativ glatt und von gräulicher Farbe. Die für den Tee verwendete innere Rinde ist hin-

Erfrischende Variante zum Heiltee – die Lapachosommerbowle.

Vorwort

Wir leben in einer Zeit, in der immer mehr Menschen versuchen, den Belastungen eines hektischen, durchorganisierten Alltags durch Rückbesinnung auf eine naturverbundene Lebensweise zu begegnen. Vor allem im Gesundheitsbereich beobachten wir in diesem Zusammenhang einen Trend zu sanften Arzneimitteln aus der Naturapotheke. Pflanzliche Heilmittel und alternative Therapiemethoden, die meist eine lange Tradition haben, stehen heute hoch im Kurs. Und das, obwohl sie bei uns zwischenzeitlich nahezu vollkommen in Vergessenheit geraten waren.

Zweifellos hat unsere moderne Medizin Großes geleistet. Viele Krankheiten, die bis vor kurzem noch lebensbedrohlich waren, können heute mit schulmedizinischen Methoden, wie beispielsweise Operationen, geheilt werden. Doch im Gegensatz zur Schulmedizin, die vorwiegend Symptome behandelt, rücken die alternativen Disziplinen den ganzen Menschen – also Körper, Seele und Geist – in den Mittelpunkt ihrer Betrachtung.

Die tropischen Wälder Südamerikas sind ein riesiges Reservoir für natürliche Heilmittel. Fast ein Viertel aller bei uns erhältlichen apothekenpflichtigen Arzneimittel enthält Wirkstoffe aus Regenwaldpflanzen.

Lapacho – das Geheimnis aus dem Regenwald

Die Wiederentdeckung der Phytomedizin (Pflanzenheilkunde) erschließt uns das Wissen jahrtausendealter Heiltraditionen. In unterschiedlichen Gegenden der Welt wurden die jeweils verfügbaren Heilpflanzen seit jeher zur Behandlung zahlreicher Leiden eingesetzt. Während sich die Kunde über heilende Pflanzen und Kräuter in vergangenen Zeiten nur sehr langsam und mühselig verbreiten konnte, erreichen uns heute Nachrichten aus fernen Ländern in Sekundenschnelle, stehen Erfahrungsberichte aus aller Welt zur Verfügung, können Laborstudien aus anderen Kontinenten abgerufen und für unsere Gesundheit genutzt werden. Daher ist es erstaunlich, dass ein hochwirksames Naturmedikament, das schon seit vielen Jahrhunderten mit großem Erfolg genutzt wird und bei so unterschiedlichen Leiden wie

4

gegen rotbraun. Das Holz des Lapachobaumes ist äußerst hart, und seine Fasern enthalten den Wirkstoff Lapachol in Form gelblicher Kristalle. Während die in Kolumbien, Westargentinien und Zentralamerika vorkommenden Bäume Blätter aus fünf vollständigen ovalen bis elliptischen Fiederblättchen besitzen, tragen die in Ostargentinien wachsenden Pflanzen meist siebenteilige Blätter mit leicht gezahnten Fiederblättchen.

Die bis zu siebeneinhalb Zentimeter langen Lapachoblüten sind fünfblättrig und stehen in einfachen trugdoldigen Blütenständen. Die trichterförmige Krone hat eine rosarote bis tiefrote Farbe. Der rot- bis violettblühende Lapachobaum blüht zu Beginn der trockenen Jahreszeit, also von Dezember bis Februar.

Naturmedizin der Ureinwohner

In allen Völkern gab es schon vor Jahrtausenden heilkundige Menschen, die aufgrund einer besonders ausgeprägten Beobachtungsgabe und Intuition das geheime Wissen um die Heilkräfte der Natur besaßen. Schon lange bevor es Reagenzgläser, komplizierte Versuchsaufbauten oder gar leistungsfähige Computer zur Auswertung wissenschaftlicher Daten gab, machten sich Naturheilkundige auf die Suche nach heilenden Pflanzen.

Die ersten »Naturforscher« und Begründer der Volksmedizin waren bei uns weise Frauen, Kräuterhexen, Magier und später Klosterschwestern. In Südamerika – der Heimat des Lapachotees – waren es die indianischen Medizinmänner und Schamanen, die bei gesundheitlichen Problemen um Rat gefragt wurden.

Genaue Beobachtung und Intuition

In der heutigen Zeit, in der wissenschaftliche Beweise eine so große Rolle spielen, wird leicht vergessen, dass es auch in früheren Zeiten durchaus Möglichkeiten gab, die Wirkungen von pflanzlichen Substanzen zu prüfen, und zwar durch genaues Beobachten, intuitives

Die Fortschrittsgläubigkeit der letzten Jahrzehnte brachte es mit sich, dass das volksmedizinische Erfahrungswissen belächelt und als Aberglaube abgetan wurde. Heute wird mit wissenschaftlichen Methoden manche Substanz entdeckt, die unsere Vorfahren schon erfolgreich zu Heilzwecken einsetzten.

Erfassen und Erfahrung. Zahlreiche, teils riskante Experimente am eigenen Leib wie auch die ausgeprägte Naturverbundenheit haben es Medizinmännern und Schamanen möglich gemacht, die Wirkungen pflanzlicher Heilmittel wie des Lapachotees herauszufinden und zu nutzen. Die jahrhundertealten Erfahrungen und Erkenntnisse bezüglich dieser Wirkungen sind für den leidenden Menschen natürlich von großem Wert. Dies gilt auch für den Fall, dass die wissenschaftliche Erklärung der Wirkungen durch die Methoden der medizinischen Forschung teilweise noch nicht geliefert werden kann.

Die eigene Erfahrung entscheidet

Auch wenn es bereits spannende abgesicherte Aussagen über Inhaltsstoffe und Wirkungsweisen des Lapachotees gibt, heißt das noch nicht, dass es zum jetzigen Zeitpunkt bereits möglich wäre, sämtliche Wirkungen, die die Inkas über Jahrhunderte bei der Einnahme des Tees direkt beobachten konnten, im Labor nachzuweisen. Die beste Möglichkeit, die Heilwirkungen des Lapachotees zu erfahren, besteht demnach darin, ihn auszuprobieren. Ein Blick auf die Erfahrungen anderer Menschen damit kann dabei hilfreich sein.

Auch Lapachotee ist natürlich kein Allheilmittel für jeden Zweck und jedermann. Machen Sie am besten selbst die Probe aufs Exempel, wie der rote Rindentee Ihnen bekommt und wann er Ihnen besonders gut tut.

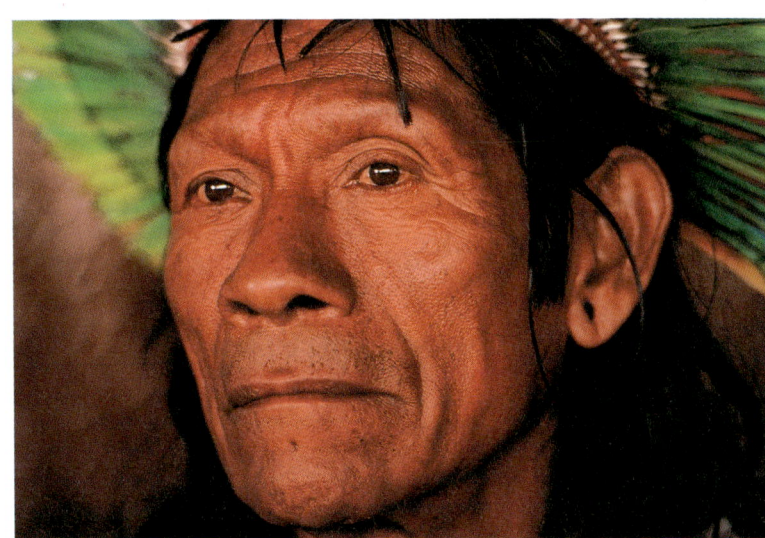

Der Medizinmann ist der Mittler zwischen dem Diesseits und dem Jenseits, der Welt der Geister. Er weiß um die vielfältige Heilwirkung des Lapachos.

Heiltrank der Inkas

Man weiß heute, dass der wässrige Auszug aus der Rinde von Tabebuia avellanedae bei den Inkas schon vor Jahrhunderten als Heilmittel eingesetzt wurde. Die Nachkommen der Inkas – Indianer aus Peru, Bolivien und die Guarini-Indianer aus Paraguay, vor allem aber auch der Stamm der Callaway – setzen die Droge seit jeher mit großen Erfolgen zur Behandlung von Hauterkrankungen, Atembeschwerden, Krebserkrankungen und anderen Krankheiten ein.

Bislang gilt Lapacho hier zu Lande noch als Geheimtip. Es ist übrigens nicht das erste Mal, dass die Welt von einem indianischen Heilmittel profitieren kann. Sicherlich kennen Sie die abwehrstärkenden Wirkungen von Echinazin (Echinacea purpurea) – dem Wirkstoff aus der beliebten Gartenblume »Roter Sonnenhut«. Aber wussten Sie auch, dass diese Pflanze ursprünglich bei den Sioux-Indianern Nordamerikas eingesetzt wurde – und das schon vor mehr als 300 Jahren?

Ein weiteres altes indianisches Heilmittel ist das Taxol, eine Substanz aus der Rinde der pazifischen Eibe. 1992 wurde der Stoff für die Behandlung von Unterleibstumoren zugelassen, nachdem seine hemmende Wirkung auf das Wachstum von Krebszellen nachgewiesen worden war.

Baum des Lebens

Die Indianer Südamerikas, insbesondere die Guarini und die Tupi-Nambi-Indianer, benutzten die innere Rinde des Lapachobaumes äußerlich zur Wundheilung. Dazu wurden die Rindenstücke sorgfältig abgeschabt, befeuchtet und direkt auf die betroffenen Hautpartien aufgelegt. Doch auch die innerliche Anwendung mit dem Absud aus den Rinden hat bei den Medizinmännern Südamerikas eine lange Tradition – nicht umsonst wurde der Lapachobaum bereits von den Urvölkern als Baum des Lebens bezeichnet.

Obwohl viele Heilpflanzen aus dem Regenwald erstaunliche Wirkungen zeigen, gibt es doch kaum eine andere Pflanze, die ein so breitgefächertes Wirkungsspektrum aufweisen kann wie Lapacho. Daher verwundert es auch nicht, dass den Bäumen, die durch ihre roten Blüten im dichten Grünwuchs des Dschungels auch optisch schon auffielen, seit jeher geradezu mystische Kräfte zugesprochen wurden. Noch immer nennen die Regenwaldindianer den Lapachobaum auch Baum der Götter.

Kräuterkundige Indios

▶ Natürlich wussten die Indiostämme auch um die Heilwirkungen anderer Kräuter und Pflanzen.

▶ Auf zahlreichen Regenwaldexpeditionen haben amerikanische und europäische Wissenschaftler diese Heilkräuter auf ihre Wirksamkeit hin untersucht.

▶ Bekannte Beispiele dafür sind die Heilpflanzen »Erva de Sao Joao« (Artemisia vulgaris) oder »Uva do Urso« (Arctostaphylos uva ursi).

▶ Erstaunlicherweise konnten Laboruntersuchungen immer wieder genau jene Heilwirkungen bestätigen, die die Indianer ihnen zusprechen.

Nicht mehr nur Volksmedizin

Leider wurde durch die Abholzung tropischer Wälder auch so manche medizinische Hoffnung zunichte gemacht. So fand man vor wenigen Jahren in einer Pflanzenprobe Substanzen, die sich im Labor als wirksam gegen das AIDS-Virus erwiesen. Die Probe entstammte einer seltenen Baumart, deren Standort in Borneo kurz zuvor gerodet worden war, so dass man keine weiteren Untersuchungen machen konnte.

Die traditionelle Überlieferung auf der einen und aktuelle Forschungsergebnisse auf der anderen Seite haben dazu geführt, dass Lapachotee nicht nur bei den Nachkommen der Inkas, sondern auch bei brasilianischen, argentinischen und inzwischen auch bei US-amerikanischen Ärzten und Heilpraktikern u.a. zur Entgiftung des Darms, zur unterstützenden Krebsbehandlung sowie bei rheumatischen Erkrankungen, Bronchitis, Pilzerkrankungen, Allergien, Asthma und Hautproblemen mit großem Erfolg eingesetzt wird.

Das zunehmende Interesse der Wissenschaft an der traditionellen Urwaldmedizin dürfte noch viele weitere spannende Entdeckungen nach sich ziehen. Ungeachtet der aktuellen Diskussion um die positiven gesundheitlichen Wirkungen neu entdeckter Heilpflanzen aus dem Regenwald wie des Lapachobaumes, gab es auch schon früher interessante Entdeckungen, über die heute jedoch niemand mehr spricht. Schon 1820 wurde das Chinin aus der Rinde des südamerikanischen Chinarindenbaumes isoliert. Vor der Entwicklung synthetischer Medikamente galt Chinin als einzig wirksames Mittel gegen Malaria und trug dazu dabei, unzählige Menschenleben vor der weit verbreiteten Tropenkrankheit zu retten. Die fiebersenkenden Wirkungen des Chinins werden noch heute geschätzt.

Die Neuentdeckung der Urwaldmedizin

Die folgenden Erfahrungen, Fallbeispiele und Zitate von Wissenschaftlern dokumentieren, wie Lapachotee als Heilmittel auch in die Welt der modernen Medizin Eingang fand. Über zahlreiche erstaunliche Ergebnisse wurde in letzter Zeit auch in den Medien immer wieder berichtet, was die Verbreitung des traditionellen Indio-Heilkrauts weiter förderte.

Dr. Theodore Meyer von der staatlichen Universität Tucuman in Argentinien untersuchte in den sechziger Jahren als einer der ersten Wissenschaftler die chemische Zusammensetzung der Lapachorinde. Dabei gelang es ihm, einzelne Wirkstoffe zu isolieren, wobei er ein Chionon entdeckte, das er Xyloidin nannte. Es handelt sich bei der Substanz um ein Antibiotikum mit keimtötenden Eigenschaften.

Dr. Meyer war auch einer der ersten, der auf die Tumor hemmende Wirkung des von ihm isolierten Lapachols aufmerksam machte. Forschern aus anderen Ländern gelang es wenig später, ein weiteres Chionon in der Lapachorinde zu entdecken.

Positive Erfahrungen bei Krebs

Inzwischen sind zahlreiche US-amerikanische und südamerikanische Ärzte – unter ihnen Fachärzte für Naturheilkunde wie beispielsweise Dr. Morm Farnsworth von der Universität Illinois und Dr. James Duke vom staatlichen Gesundheitsinstitut – davon überzeugt, dass Lapacho einen Wirkstoff enthält, der die Krebstherapie effektiv unterstützen kann. Laut Dr. Paulo Martin, dem medizinischen Forschungsbeauftragten der brasilianischen Regierung, verwendet der Stamm der Callawaya den roten Lapachotee bereits seit langem erfolgreich gegen Leukämie und andere Krebserkrankungen. Dr. Paulo Martin betont aber, dass auch moderne argentinische Ärzte von erstaunlichen Erfolgen bei der unterstützenden Behandlung von Leukämie berichten. Walter Accorsi, Sao Paulo, sagt über die Therapie mit Lapachotee: »Bereits bei den ersten Experimenten, die ich mit dem Mittel unternahm, entdeckte ich zwei Faktoren, die mir vor allem in Hinblick auf die

Walter Accorsi war früher Professor für Botanik an der Universität Sao Paulo. Er gründete die Brasilianische Ethnobotanische Gesellschaft und arbeitet heute in einer kleinen Klinik, in der Krebspatienten begleitend mit Lapacho behandelt werden.

Krebsbehandlung bedeutsam erschienen: Einerseits lindert Lapacho die Schmerzen, die durch die Krankheit ausgelöst werden, andererseits erhöht sich auch die Zahl der roten Blutkörperchen. Unser Erstaunen wurde immer größer! Die Lapachorinde schien buchstäblich alles zu heilen – Geschwüre, Diabetes, Rheuma – einfach alles. Dabei war vor allem die Geschwindigkeit, mit der die Heilung erfolgte, beeindruckend. So waren die meisten Patienten innerhalb eines Monats beschwerdefrei.«

Erfolgsberichte aus aller Welt

Im März 1967 erschien in einer brasilianischen Wochenzeitung ein Artikel, in dem über Behandlungserfolge berichtet wird. Seit mehr als 30 Jahren ist Lapacho in Brasilien für Apotheken zugelassen und überall erhältlich. Auch US-amerikanische und europäische Ärzte berichten immer öfter von erfolgreichen Behandlungen mit dem Heiltee aus dem Regenwald. Der in Deutschland praktizierende Arzt Dr. Theodor Binder, der sich auch als »Urwalddoktor« einen Namen gemacht hat, berichtet von seinen Erfahrungen mit Lapachotee: »Schon während meiner ärztlichen Tätigkeit in Südamerika spielte der Lapachorindentee eine wichtige Rolle als Mineralstoff- und Spurenelementespender, d. h. als ausgezeichnetes Regenerationsmittel und als Adjuvans (unspezifisches Hilfsmittel) in der Krebsbehandlung und bei anderen Krankheiten...« Er bemerkt ferner, dass viele Angehörige des Guarini-Stammes, die regelmäßig Lapachotee trinken, über 100 Jahre alt werden.

Gute Wirkung auch auf den Stoffwechsel

In den USA erschien im Cancer News Journal (Frühjahr 1992) ein Bericht, nach dem Lapachotee auch bei der Behandlung von Allergien, Bronchitis, Gastritis (Magenschleimhautentzündung), Anämie (Blutarmut) und Diabetes mellitus (Zuckerkrankheit) hilfreich sein soll. Ferner berichtete auch die Dietmann Research Foundation Los Angeles von einer stimulierenden und vorbeugenden Wirkung auf den Verdauungstrakt, insbesondere auf Leber, Darm und Gallenblase.

Bei einem Versuch an der Universität in Sao Paulo stellte man überrascht fest, dass der Extrakt der ganzen Lapachorinde größere antibiotische Wirksamkeit zeigte als das isolierte Lapachol. Dies führte zu dem Schluss, dass in der Rinde neben Lapachol noch weitere antibakterielle Stoffe enthalten sein müssen.

Berichte spektakulärer Heilerfolge

▶ Ein Fallbeispiel betrifft die fünf Jahre alte Maria Adele Vera, die am 15. Juli 1967 von den Ärzten im Krankenhaus von Conception, Paraguay, aufgegeben worden war.

▶ Ihr zytologischer Befund (Blutwerte) hatte sich ständig verschlechtert und wies Werte von 3 000 000 Erythrozyten (rote Blutkörperchen) und 60 000 Thrombozyten (Blutplättchen) auf. Die Krankenhausärzte erklärten, man müsse mit dem baldigen Tod der kleinen Maria rechnen.

▶ Die Eltern, die die Hoffnung nicht aufgeben wollten, ließen das todkranke Kind in die Klinik von Dr. Ruiz verlegen, der das Mädchen mit rotem Lapachotee behandelte.

▶ Bereits nach sechs Tagen ging es dem Kind wesentlich besser. Die Behandlung wurde noch bis zum 05. August 1967 fortgesetzt.

▶ Eine Blutuntersuchung ergab neue Werte (4 200 000 Erythrozyten, 160 000 Thrombozyten), so dass das Mädchen entlassen und mit ihren Eltern nach Hause geschickt werden konnte.

▶ Dr. Orlando del Santi, der sich lange mit der indianischen Volksmedizin beschäftigt hatte, ließ sich bei einem Fest in einer Vorstadt von Sao Paulo von einem anderen Gast Lapachorinde mit nach Hause geben.

▶ Der Bruder des Arztes war an Krebs erkrankt, und nach zwei Operationen gaben die Ärzte ihm kaum noch Hoffnungen auf Heilung.

▶ Dr. Santi begann damit, seinen Bruder mit in Wein gekochtem Lapachotee, dem er Orangensaft zufügte, zu behandeln. Er war erstaunt, als die Schmerzen seines Bruders bald nachließen.

▶ Nachdem er den Tee über einen Monat täglich verabreichte, verbesserte sich der Gesundheitszustand seines Bruders beachtlich. Die Kunde von dieser Heilung verbreitete sich wie ein Lauffeuer.

▶ Seit dieser Heilung im Jahre 1960 wird Lapachotee im Santo-Andre-Hospital, dem Krankenhaus, an dem Dr. Santi arbeitete, erfolgreich gegen verschiedene Erkrankungen wie Krebs und Diabetes eingesetzt.

Die Berichte von der Heilung Todkranker allein durch Lapacho lassen viele Fragen offen. Zweifel und Skepsis sind sicher angebracht. Bei ernsten Krankheiten sollte man sich keinesfalls auf eine Selbstbehandlung verlassen, sondern immer einen erfahrenen Arzt zurate ziehen. Lesen Sie dazu auch das Kapitel »Lapacho bei Krebserkrankungen und AIDS?«, Seite 74ff.

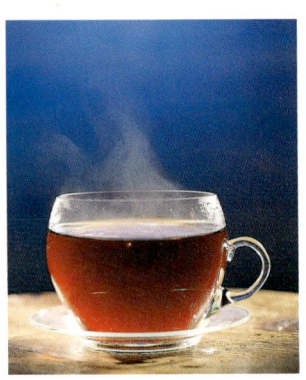

Lapacho ist als Heiltee ausgesprochen wirksam. Durch seine zahlreichen Mineralstoffe und Spurenelemente sorgt er für eine bessere Blutqualität und eine Stärkung der körpereigenen Abwehrkräfte.

Die milde Wirkung und das Fehlen von anregenden Stoffen machen Lapachotee auch zu einem idealen Abendgetränk für Menschen, die unter Einschlafstörungen leiden.

Was Lapachotee enthält und wie er wirkt

Um das Geheimnis der vielen Heilerfolge zu lüften, die Lapachotee weltweit zu verzeichnen hat, ist es nötig, einen Blick auf die in ihm enthaltenen Stoffe zu werfen. Im Gegensatz zu schwarzem Tee enthält Lapacho weder Teein noch andere aufputschende Substanzen, weshalb er auch von Kindern und zu jeder Tageszeit bedenkenlos getrunken werden kann.

Mineralstoffe und Spurenelemente

Zu den wichtigsten Inhaltsstoffen zählen die Mineralstoffe und Spurenelemente, die im Lapachotee in einer ausgesprochen wertvollen und einmaligen Kombination enthalten sind. Mineralstoffe sind Elemente aus dem mineralischen Teil unserer Erde. Sie kommen in der Natur vor allem als Salze (das Kochsalz, Natriumchlorid, ist nur eines von vielen Salzen) vor und müssen mit der Nahrung zugeführt werden. Da Mineralstoffe und Spurenelemente für das reibungslose Funktionieren sämtlicher Stoffwechselvorgänge unentbehrlich sind, kann ein Mangel an diesen Substanzen fatale Folgen haben. Darauf weisen auch immer mehr Ärzte und Heilpraktiker hin.

Leider führt unsere allzu zivilisierte Lebensweise mit ihrer denaturierten Kost bei vielen Menschen nicht nur zu einem Vitamin-, sondern auch zu einem Mineralstoff- und Spurenelementemangel. Eingeschliffene Ernährungsgewohnheiten lassen sich nur langsam ändern. Durch die steigende Belastung mit Umweltgiften wie Schwermetallen und Pflanzenschutzmitteln wird dieser Effekt noch verstärkt. Die Folge ist, dass immer mehr Menschen unter typischen Zivilisationsbeschwerden leiden – Kopfschmerzen, Schlafstörungen, Infektionen, Pilzerkrankungen, depressive Verstimmungen.

Besonders Kinder zeigen Mangelerscheinungen

Wie das Schweizer EIVE-Institut für Ernährungswissenschaft kürzlich bei einer groß angelegten Untersuchung von 150 Kindern und Jugendlichen herausfand, leiden viele Kinder heute unter einem Mineralstoffdefizit. So wiesen beispielsweise 33 Prozent der Testpersonen einen Kaliummangel, 58 Prozent einen Chrommangel, 55 Prozent einen Manganmangel und 49 Prozent einen Zinkmangel auf.

Ein Kilogramm Lapachorinde enthält etwa 45 Gramm Kalzium, zusätzlich 250 Milligramm Eisen und 180 Milligramm Kalium. Auch der Gehalt an weiteren Mineralstoffen und Spurenelementen ist für eine Heilpflanze ungewöhnlich hoch. Die regelmäßige Einnahme von Lapachotee trägt in starkem Maß dazu bei, Mangelerscheinungen zu beheben und das Wohlbefinden zu verbessern. Lapachotee ist eine sinnvolle Alternative zu chemisch hergestellten Mineralstoffpräparaten, denn er enthält weder künstliche Farb- noch Süßstoffe.

Synergie verstärkt die Heilwirkung

Darüber hinaus werden bei Naturheilmitteln immer häufiger so genannte synergetische Wirkungen beobachtet. Damit sind jene Wirkungen gemeint, die erst durch das Zusammenspiel der Substanzen zustande kommen, während die einzelnen Stoffe an sich keinen besonderen Effekt zeigen. Die Wirksamkeit vieler volksmedizinischer Therapien beruht auf der Synergie der verwendeten Stoffe. Die Heilerfolge zahlreicher bewährter naturheilkundlicher Arzneien gründen allerdings auf reinem Erfahrungswissen und können mit modernen Forschungsmethoden nicht ohne weiteres belegt werden. Während mit modernen Laboruntersuchungen einzelne Inhaltsstoffe einer Pflanze recht gut isoliert und ihre Wirkungen untersucht werden können, kann das Zusammenwirken mehrerer Komponenten mit den bisherigen Methoden kaum analysiert werden. Dies mag auch der Grund dafür sein, dass viele positive Effekte, die bei der Einnahme eines natürlichen, aber sehr komplexen Heilmittels, wie es auch der Lapacho ist, nur schwer zu erklären sind.

Man vermutet beispielsweise auch, dass durch einen Synergieeffekt Mineralstoffe und Vitamine über die Nahrung vom Körper besser aufgenommen werden können als in Tablettenform.

Lebenswichtige Stoffe in der Lapachorinde

- ▶ Kalium
- ▶ Kalzium
- ▶ Eisen
- ▶ Natrium
- ▶ Zink
- ▶ Kupfer
- ▶ Magnesium
- ▶ Barium

- ▶ Bor
- ▶ Chrom
- ▶ Gold
- ▶ Jod
- ▶ Kobalt
- ▶ Mangan
- ▶ Phosphor
- ▶ Silizium

Wichtig für die Körperfunktionen

Die gesundheitlichen Wirkungen von Lapacho auf die Blutqualität und das Immunsystem – und damit auf das gesamte körperliche Wohlbefinden – erklären sich zum Teil aus der Fülle der enthaltenen Spurenelemente und Mineralstoffe. Die bedeutsamsten und ihre Funktionen im Organismus sind hier genannt.

Chlorid

Chlorid ist u.a. für die Flüssigkeitsverteilung innerhalb und außerhalb der Zellen verantwortlich und als Bestandteil der Magensäure auch an der Verdauung beteiligt. Ein Chloridmangel führt zu Verdauungsproblemen und erzeugt Muskelschwäche.

Eisen

Das Spurenelement ist für den Sauerstofftransport im Blut wichtig. Es wird für die Bildung verschiedener Stoffe benötigt, die an lebensnotwendigen Körperfunktionen beteiligt sind. Die Eisenaufnahme, die durch Vitamin C gefördert wird, erfolgt vorwiegend über den Darm. Ein Eisenmangel, der bei Frauen durch den allmonatlichen Blutverlust während der Menstruation recht häufig vorkommt, kann zu Anämie (Blutarmut) mit vermindertem Blutfarbstoff und verkleinerten roten Blutkörperchen sowie zu Appetitlosigkeit, Müdigkeit und Leistungsabfall führen.

Besonders während einer Schwangerschaft und auch in der Stillzeit brauchen Frauen viel Eisen: Der Tagesbedarf steigt in dieser Zeit auf das Dreifache der normalen Ration.

Fluor

Fluor sorgt u. a. für die Stabilität von Knochen und Zähnen und steigert die Festigkeit der Zahnsubstanz. Darüber hinaus hemmt Fluor die Mundbakterien, die den Zahnbelag bilden, weshalb Fluor auch zur Vorbeugung gegen Karies eingesetzt wird. Fluor verbessert die Eisenaufnahme aus dem Darm und schützt daher insbesondere während der Schwangerschaft vor Anämie. Zudem unterstützt es die Wundheilung.

Jod

Dieser Stoff ist für das reibungslose Funktionieren der Schilddrüse von großer Bedeutung, die wiederum das Tempo der Energiegewinnung aus der Nahrung bestimmt. Besonders in den jodarmen, gebirgsnahen Regionen ist eine gute Jodversorgung oft nicht gewährleistet. Jodmangel führt zu einer Vergrößerung der Schilddrüse, unter Umständen auch zu einer Herabsetzung des Stoffwechselgeschehens, zu Konzentrationsschwäche, Müdigkeit und Antriebslosigkeit.

Die typische Jodmangelkrankheit, der Kropf, ist in Süddeutschland immer noch stark verbreitet. Vorbeugend sollte man in der Küche grundsätzlich nur jodiertes Speisesalz verwenden.

Kalium

Der Mineralstoff Kalium spielt bei der Regelung des Wasserhaushalts eine entscheidende Rolle und wird für die Nerven- und Muskelarbeit benötigt. Darüber hinaus ist Kalium Bestandteil der Verdauungssäfte des Magen-Darm-Trakts und beeinflusst die Herztätigkeit. Kaliummangel führt zu Herzmuskelschäden, Muskelerschlaffung, niedrigem Blutdruck, Appetitlosigkeit, Pulsunregelmäßigkeiten und Verstopfung.

Kobalt

Kobalt ist ein Baustein von Vitamin B12 und für dessen Funktion unentbehrlich. Dieses Spurenelement unterstützt den Eiweißaufbau und verbessert die Aufnahme von Eisen und Jod. Kobaltmangel führt zu Blutarmut (Anämie).

Kupfer

Das Metall ist an der Bildung der roten Blutkörperchen beteiligt und für die Sauerstoffversorgung und das Abwehrsystem des Körpers von großer Bedeutung. Mangelerscheinungen, die vor allem nach größeren Blutverlusten auftreten, führen zu Blutarmut und auch zu Störungen bei Knochenbildung und Hautpigmentierung. Kupfer wird nur in winzigen Mengen vom Körper benötigt.

Magnesium

Magnesium ist ein wichtiger Baustein für den Aufbau von Knochen und Zähnen und spielt für die Muskel- und Nervenerregbarkeit eine große Rolle. Magnesium hemmt die Blutgerinnung, schützt vor Thrombosen und Infarkten. Darüber hinaus ist Magnesium auch maßgeblich an der Erhaltung der Immunabwehrkräfte beteiligt. Ein Mangel an Magnesium kann Muskelzuckungen, Herzrhythmusstörungen sowie Krämpfe und Bewusstseinstrübungen zur Folge haben.

Wer häufig unter Wadenkrämpfen leidet, nimmt eventuell zu wenig Magnesium mit der Nahrung auf. Lapachotee kann bei regelmäßigem Genuss Abhilfe schaffen.

Mangan

Das Spurenelement spielt vor allem bei der Entgiftung des Körpers eine Rolle und unterstützt die körpereigene Abwehr. Es ist außerdem wichtig für den Aufbau von Bindegewebe, Knorpeln und Knochen und aktiviert die für den Stoffwechsel unentbehrlichen Enzyme. Bei einem Mangel an Mangan wurden im Tierversuch Störungen der Fruchtbarkeit festgestellt.

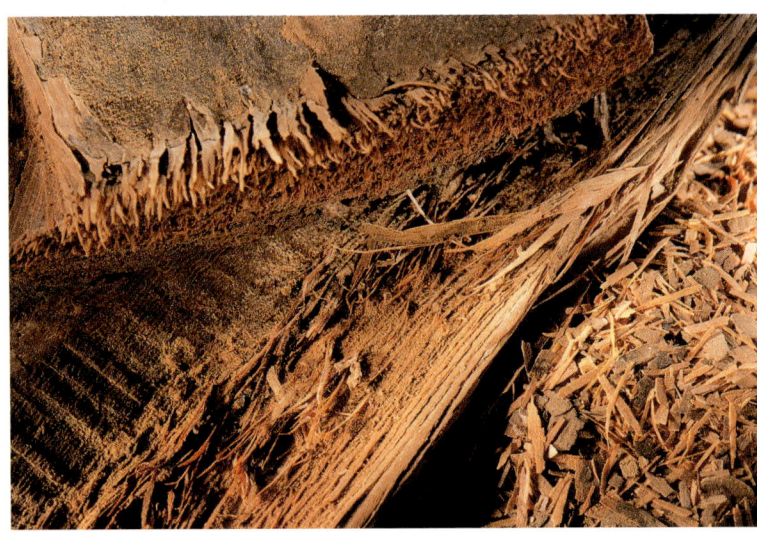

Die innere rotbraune Rinde des Lapachobaumes ist der eigentliche Energieträger der Pflanze. In ihr liegen die wertvollen Inhaltsstoffe und ihre heilsame Kraft.

Phosphat

Der Mineralstoff Phosphat ist, ebenso wie Kalzium, Bestandteil des menschlichen Skeletts. Phosphat ist besonders für den Prozess der Energiegewinnung und -umwandlung wie auch für die Gehirn- und Nerventätigkeit von Bedeutung. Ein Phosphatmangel kann zu Knochenleiden, Muskelschwäche und in Verbindung mit Vitamin-D-Mangel auch zum Krankheitsbild der Rachitis führen.

Selen

Selen ist ein biologischer Schutzstoff, der die schädlichen Wirkungen von Schwermetallen wie Quecksilber oder Kadmium herabsetzt und eine Zerstörung der Fettsäuren an der Zelloberfläche verhindert. Man konnte beobachten, dass Erkrankungen wie Herzinfarkt und Brustkrebs in Regionen mit selenreicher Ernährung deutlich seltener auftreten als anderswo.

Selen soll als Zellschutzstoff auch gegen die schädlichen Einflüsse der freien Radikale helfen. Gute Selenlieferanten sind Fisch, Getreide und Hülsenfrüchte.

Zink

Zink beeinflusst das Immunsystem sowie den Eiweiß- und Kohlenhydratstoffwechsel und spielt eine wichtige Rolle bei der Wundheilung. Durch Stress und einseitige Ernährung kann es zu Zinkmangel kommen, was Appetitlosigkeit, Haarausfall, erhöhte Infektionsanfälligkeit und schlechte Wundheilung zur Folge haben kann.

Was die rote Rinde noch enthält

Lapachol – ein hochwirksamer Stoff

Neben Mineralien und Spurenelementen ist es vor allem ein weiterer Inhaltsstoff, der besonders interessant ist, da er eine antibiotische und Tumor hemmende Wirkung aufweist: das Lapachol. Während das Kernholz des Tabebuia avellanedae etwa vier Prozent Lapachol enthält, ist der Stoff in der Rinde in geringerem Maß vorhanden. Erstaunlicherweise finden sich in einigen Lapachorinden, die für die Tees verwendet werden, extrem kleine Mengen Lapachol, nämlich nur ein

Promille. In Untersuchungen konnte nachgewiesen werden, dass, wenn auch nicht alle, so doch einige Heilwirkungen auf das Lapachol zurückzuführen sind. Diese Substanz scheint also selbst in minimaler Dosierung hochwirksam zu sein.

Vanille und Naphthalin

Für den aromatischen Geruch des Lapachotees sind die Derivate des Phenols verantwortlich: Zu ihnen zählen vor allem Vanillin, Vanillinsäure und Anisaldehyd. Als besonders charakteristische Inhaltsstoffe der Gattung Tabebuia sind aber vor allem Abkömmlinge des Naphthalins, die als Naphthochinone bezeichnet werden, zu nennen. Zu ihnen gehören neben dem bereits erwähnten Lapachol noch Dehydro-a-Lapachon und Dehydro-iso-a-Lapachon – Substanzen, die ebenfalls zur Wirkung des Lapachotees beitragen.

Naphthalin war auch der charakteristisch duftende Wirkstoff der Mottenkugeln, mit denen unsere Großmütter ihre Kleiderschränke vor Überfällen der Textilien fressenden Insekten schützten.

Abwehrstärkende und wundheilende Stoffe

Insgesamt konnten aus einem mit Hilfe von Chloroform hergestellten Extrakt der inneren Rinde von Tabebuia avellanedae bisher 20 chemische Verbindungen isoliert werden. Neben den bereits erwähnten Inhaltsstoffen wie Vanillin und Lapachol gehören dazu noch p-Hydroxybenzoesäure, Veratrumsäure, Veratrumaldehyd, Eudesminsäure, Anissäure, 6-Hydroxymellein, 2-(1'-Hydroxyethyl)furanonaphthochinon und 5- und 8-Hydroxyderivate.

Nicht nur für Chemiker interessant sind dabei vor allem die Veratrumsäure und das Veratrumaldehyd; Verbindungen, die als gute Immunstimulanzien identifiziert wurden und somit dazu beitragen, die körpereigenen Abwehrkräfte zu stärken.

Ferner ist der relativ hohe Gerbstoffgehalt zu nennen, der je nach Lapachosorte bei 10 bis 18 Prozent liegt. Durch die Gerbstoffe weist Lapacho eine adstringierende (zusammenziehende) Wirkung auf, was auch die Heilwirkung bei Wunden und anderen Hautleiden erklärt. Besonders bei nässenden Hautausschlägen und Ekzemen wirkt Gerbsäure wohl tuend und lindernd.

Wissenschaftliche Erkenntnisse über Lapacho

Seit etwa 35 Jahren untersuchen Forscher weltweit die Wirkungen von Extrakten aus Tabebuia avellanedae. Die Anzahl der Veröffentlichungen unterschiedlicher Arbeitsgruppen, die u. a. antibakterielle, entzündungswidrige, fungizide (pilztötende) und fiebersenkende Wirkungen von Lapacho beschreiben, ist inzwischen beachtlich.

▶ Die antitumorale Aktivität des Extrakts konnte beispielsweise in Untersuchungen des National Cancer Instituts, USA, belegt werden.

▶ C. F. de Santana und sein Arbeitsteam berichteten über eine starke Wachstumshemmung verschiedener Tumorarten. Die Versuche wurden am lebenden Objekt durchgeführt, und es stellte sich heraus, dass die Wirkung beim fettlöslichen Rindenextrakt deutlicher war als beim wässrigen Auszug.

▶ Die Untersuchungen von K. A. Duke kommen zu dem Ergebnis, dass die tägliche Einnahme des Lapachotees eine starke Heilwirkung auf Pilzerkrankungen durch Candida-albicans-Infektionen ausübt.

▶ Die entzündungshemmenden Wirkungen des Extrakts wurden von S. Oga und T. Sekino im Tierversuch an Ratten nachgewiesen.

Zahlreiche Fallbeispiele aus aller Welt wie auch die jahrhundertealten Erfahrungen der Regenwaldindianer sprechen dafür, dass es zusätzlich zu den bisher erforschten Heilwirkungen noch einige weitere gibt, die ihrer Erforschung harren und bisher noch nicht wissenschaftlich untersucht wurden.

Die Tumor hemmende Wirkung von Lapacho konnte vorläufig nur an Zellkulturen und in Tierversuchen nachgewiesen werden; Untersuchungen über die Wirkung beim Menschen stehen zurzeit noch aus.

Wann und wie Lapachotee helfen kann

Die Einsatzmöglichkeiten von Lapacho als Heilmittel für die unterschiedlichsten Beschwerden sind enorm groß. Die wichtigsten Wirkungen bei innerlicher und äußerlicher Anwendung, die vor allem auf den reichen Anteil an Mineralstoffen und Spurenelementen, aber auch auf das Lapachol, die Veratrumsäure und das Veratrumaldehyd sowie aus der einmaligen Kombination dieser Inhaltsstoffe zurückzuführen sind, sind hier im Einzelnen dargestellt.

So wirkt die Rinde aus dem Regenwald

Lapacho ist ein Heilmittel aus der Natur, das im Gegensatz zu vielen chemisch hergestellten Medikamenten keine Nebenwirkungen hat.

Lapacho wirkt vor allem:
► Entgiftend
► Basen bildend
► Das Immunsystem stärkend
► Anregend
► Schmerzstillend

► Blutdrucksenkend
► Harntreibend
► Wundheilend
► Entzündungswidrig
► Revitalisierend
► Antitumoral
► Fiebersenkend
► Antibakteriell
► Pilztötend
► Blutreinigend
► Hautreinigend

Trotz seiner milden Wirkung sollte man auch Lapachotee nicht im Übermaß genießen, denn im Prinzip kann auch ein pflanzlicher Stoff bei Missbrauch zu unerwünschten Begleiterscheinungen führen.

Verdauung

Die verdauungsfördernden, schleimhautberuhigenden und entschlackenden Wirkungen von Lapacho können nicht nur bei Störungen der Darmflora und zur Darmentgiftung, sondern auch bei Verdauungsproblemen wie Durchfall sowie bei Schleimhautreizungen und chronischen Magen- und Darmerkrankungen Abhilfe schaffen.

Atmung

Bronchitis, Asthma, Erkältungskrankheiten der oberen Luftwege und Halsentzündungen können durch die entzündungswidrigen und reinigenden Eigenschaften von Lapacho sehr günstig beeinflusst werden.

Krebserkrankungen

Die Tumor hemmenden und abwehrstärkenden Wirkstoffe der Lapachorinde können zur unterstützenden Behandlung von Krebserkrankungen eingesetzt werden. Insbesondere bei Leukämie, die volkstümlich oft als Blutkrebs bezeichnet wird, sind möglicherweise Heilerfolge zu erzielen. Darüber hinaus gilt Lapacho wegen seiner die Leber entgiftenden Eigenschaften auch als gute Ergänzung zur Chemotherapie, da die Nebenwirkungen dieser Therapie durch den Lapachotee erheblich vermindert werden können. In jedem Fall sollten Sie bei einer Krebserkrankung eine unterstützende Lapachotherapie zuvor mit Ihrem behandelnden Arzt absprechen.

Immunsystem

Lapachotee ist ein hervorragendes Immunstimulans. Bei erhöhter Infektanfälligkeit, häufig wiederkehrenden Erkältungen, langsamer Wundheilung, aber auch zur Vorbeugung in Grippezeiten sollte Lapacho eingenommen werden. In allen Situationen, in denen das Immunsystem besonderen Belastungen ausgesetzt ist, beispielsweise bei Stress oder Leistungssport, aber natürlich auch bei Allergien oder Immunschwächen, die im Zusammenhang mit AIDS oder Krebserkrankungen auftreten, ist die Harmonisierung der körpereigenen Abwehrkräfte besonders wichtig.

Pilzerkrankungen

Nicht nur bei Haut- und Fußpilzerkrankungen, sondern auch bei Pilzbefall der Geschlechts- und Verdauungsorgane durch Candida albicans gilt Lapacho als eines der besten Naturheilmittel. Solche Pilzerkrankungen – typische Zivilisationserkrankungen unserer Zeit – sind in letzter Zeit sehr viel häufiger geworden.

Hautkrankheiten

Traditionell wird Lapacho aufgrund seiner wundheilenden, entzündungswidrigen und blutreinigenden Wirkungen von den Regenwaldindianern vor allem zur Behandlung von Hautkrankheiten und Hautirritationen eingesetzt. Äußerlich angewendet kann Lapacho auch erfolgreich zur Wundbehandlung, bei Sonnenbrand, gegen Ekzeme, und zur Behandlung von Hautkrankheiten wie Schuppenflechte (Psoriasis) oder Neurodermitis eingesetzt werden.

Zur Wundbehandlung wird von den südamerikanischen Indios nicht nur Lapachotee, sondern auch die pulverisierte rote Rinde für Umschläge eingesetzt.

Bewegungsapparat

Auch bei Problemen im Bereich der Gelenke, Muskeln, Bänder und Sehnen, besonders bei der Behandlung rheumatischer Erkrankungen wie Arthritis, Arthrose und Gicht können und sollten die schmerzlindernden, entzündungswidrigen und abschwellenden Eigenschaften des Lapachos in äußerlichen Anwendungen genutzt werden. Auch die Einnahme des Lapachotees und die damit verbundene Verbesserung der Blutqualität kann erheblich dazu beitragen, chronische Beschwerden im Bereich des Bewegungsapparats zu lindern.

Wenn Sie nur ein bis zwei Pfund abnehmen möchten, können Sie dies auf gesunde Art mit der Lapachoentgiftungskur (siehe Seite 86) erreichen. Für eine längere Diät ist die Kur allerdings nicht geeignet.

Übergewicht

Überraschenderweise sind in letzter Zeit vermehrt Fallbeispiele bekannt geworden, bei denen von bemerkenswerten Diäterfolgen die Rede war, die im Zusammenhang mit einer Lapachoteekur auftraten. Obwohl Lapacho jede Diät begleiten sollte, um dadurch auf natürliche Weise die Versorgung mit wertvollen Mineralstoffen und Spurenelementen zu gewährleisten und die entgiftenden und entschlackenden Wirkungen des Rindentees zu nutzen, ist derzeit nicht klar, ob und wie Lapacho dazu beiträgt, überflüssige Pfunde loszuwerden. Denkbar wäre jedoch, dass Lapacho den Stoffwechsel aktiviert und die Fettverbrennung unterstützt, wobei Letzteres bisher noch nicht durch Untersuchungen bestätigt wurde.

Blutqualität

Durch die regelmäßige Einnahme des Lapachotees kann die Blutqualität in starkem Maß verbessert werden. So kann Lapacho einerseits zur Blutreinigung und zur Entsäuerung des Körpers eingesetzt werden. Andererseits ist eine Lapachobehandlung vor allem bei der so genannten Blutarmut (Anämie) und auch bei Eisenmangel viel versprechend, da der Tee zahlreiche Mineralstoffe und Spurenelemente enthält, die für die Blutqualität besonders wichtig sind. Dazu tragen die Inhaltsstoffe Kobalt, Eisen und Kupfer bei.

Herz-Kreislauf-System

Die rote Rinde des Lapachobaumes wirkt sich auch günstig bei Problemen mit Herz und Kreislauf aus. So wird Lapacho eine vorbeugende Wirkung gegen Herzinfarkt und Arteriosklerose nachgesagt. Besonders erwähnenswert sind die blutdrucksenkenden Eigenschaften des roten Lapachotees, so dass sich der Tee als natürliches, leicht zu verabreichendes Therapeutikum bei Bluthochdruck (Hypertonie) und den damit zusammenhängenden Beschwerden wie Kopfschmerzen, Herzklopfen und Druckgefühl empfiehlt.

Infektionskrankheiten

Neben den erwähnten Haupteinsatzgebieten kann die Rinde von Tabebuia avellanedae auch bei Infektionen von Blase und Nieren, bei Scheidenentzündungen oder bei fieberhaften Erkrankungen wie grippalen Infekten eingesetzt werden.
Außer bei diesen Infektionskrankheiten wurden darüber hinaus auch gute Heilerfolge im Zusammenhang mit Impotenz, Haarausfall und Diabetes mellitus (Zuckerkrankheit) beobachtet.

Gerade bei Blaseninfektionen kann man mit Lapachotee die empfohlene reichliche Flüssigkeitszufuhr mit den antibiotischen Wirkstoffen der roten Rinde sehr gut kombinieren.

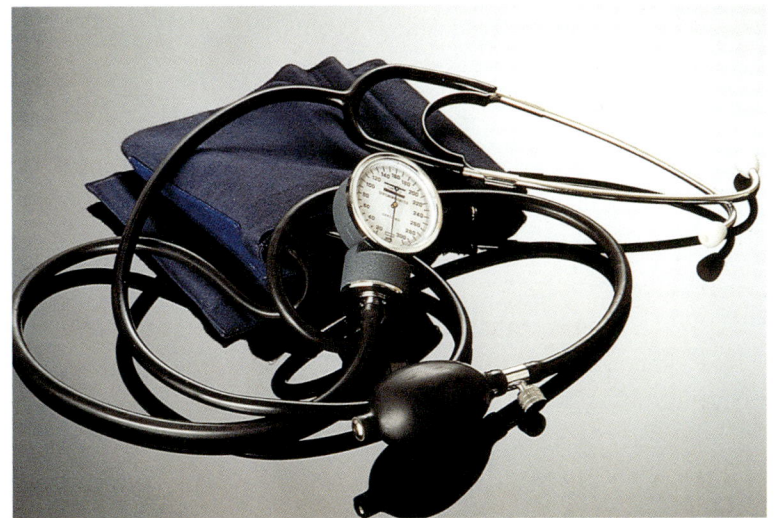

Die Messung des Blutdrucks gehört zu jeder ärztlichen Routineuntersuchung. Über den Blutdruck kann der Arzt einige Erkrankungen feststellen oder ausschließen.

Lapacho für die Psyche?

Erstaunlicherweise berichten viele Menschen, die eine mehrwöchige Lapachokur durchgeführt haben, nicht nur darüber, dass sie sich durch die Kur von lästigen Verdauungsproblemen, Hauterkrankungen und anderen Beschwerden befreien konnten, sondern sie fühlten sich auch seelisch ausgeglichener, zufriedener und ruhiger. Südamerikanische Ärzte machten immer wieder auf die psychischen Wirkungen des Heilgetränks aus dem Regenwald aufmerksam. So wird Lapacho dort auch bei Schlaflosigkeit, Angstgefühlen und depressiven Verstimmungen erfolgreich eingesetzt.

Bei näherer Betrachtung verwundert es nicht, dass Lapacho nicht nur den Körper, sondern auch die Seele zu heilen vermag. Nach der ganzheitlichen Auffassung sind Körper und Seele schließlich nicht getrennt voneinander zu sehen. Vielmehr beeinflussen sich diese Bereiche gegenseitig. Wer unter einer körperlichen Erkrankung leidet, fühlt sich auch psychisch nicht besonders wohl. Und in Phasen psychischer Hochstimmung sind körperliche Beschwerden häufig verschwunden. Auf der anderen Seite ist ein gesunder Körper bester Garant für eine harmonische Seelenlage. Belastungen durch Umweltgifte, Stress und eine unausgewogene Lebensweise – Faktoren, die in unseren Tagen gang und gäbe sind – schädigen nicht nur den Körper, sondern auch die Seele. So ist in den Industriestaaten eine erschreckende Anzahl oft schon sehr junger Menschen zu verzeichnen, die an Depressionen und Ängsten leiden.

> Das klassische Hausmittel gegen Schlafstörungen, lauwarme Milch mit Honig, bekommt nicht jedem Magen. Nach Geschmack gesüßter Lapachotee, in kleinen Schlucken getrunken, ist eine gut verträgliche Alternative.

Wechsel von Anspannung und Entspannung tut der Seele gut

Dies bedeutet allerdings nicht, dass Lapachotee schwere Depressionen heilen könnte. Mit zusätzlichen Maßnahmen wie z. B. einer Umstellung der Ernährung, dem Erlernen von Entspannungstechniken und mehr sportlicher Betätigung kann die regelmäßige Einnahme des Tees jedoch durchaus dazu beitragen, die psychische Verfassung zu verbessern. Von der Stärkung des Immunsystems und der guten Mineralstoffversorgung profitieren nicht nur die inneren Organe, sondern auch das Gehirn und die Nerven und damit letztlich auch die Psyche.

Grenzen der Lapachotherapie

Auch wenn ein derart vielseitig einsetzbares und hochwirksames Naturheilmittel wie Lapacho Anlass zur Euphorie geben mag, ist immer zu bedenken, dass jede ernste Erkrankung in die Hände eines erfahrenen Arztes gehört. Gerade bei schweren Erkrankungen ist von einer Selbstbehandlung dringend abzuraten. Dies gilt natürlich ganz besonders für Krebserkrankungen. Zwar bewirkten sowohl wässrige als auch alkoholische Auszüge der Lapachorinde eine deutliche Hemmung der Tumorpromotion, also des Wachstums eines Tumors oder einer entarteten Zelle, doch stützen sich diese Ergebnisse derzeit lediglich auf Tier- und Zellkulturversuche und sind nicht unbedingt auf den Menschen übertragbar.

Es spricht vieles dafür, dass Lapacho bei Krebs- und Immunschwächeerkrankungen die Heilung in hohem Maß fördern kann, dennoch sollten immer auch alle Möglichkeiten der schulmedizinischen Behandlung genützt und die Einnahme des Tees mit dem Arzt oder Heilpraktiker abgesprochen werden. So verständlich der Wunsch nach einer Behandlung mit sanften, pflanzlichen Mitteln sein mag – er sollte nicht dazu führen, den richtigen Zeitpunkt für eine eventuell notwendige Therapie mit synthetischen Medikamenten oder für einen chirurgischen Eingriff zu versäumen.

> Zur Gesunderhaltung, für viele kleine Beschwerden des Alltags und zur unterstützenden Behandlung chronischer Krankheiten können Sie Lapacho dagegen unbesorgt einsetzen.

Ärzte greifen immer öfter zu pflanzlichen Mitteln

Glücklicherweise ist die Kluft zwischen Schul- und Alternativmedizin jedoch heute nicht mehr so groß wie noch vor wenigen Jahren. Viele Ärzte schätzen den ganzheitlichen Ansatz der Naturheilkunde: Alternative Therapiemethoden wie etwa die Bach-Blütentherapie, die Homöopathie oder die Aromatherapie berücksichtigen immer die physischen und psychischen Bedürfnisse des Menschen. In diesem Sinne kann auch Lapachotee lindernd und heilend gegen viele Beschwerden eingesetzt werden.

Aktuelle Umfragen ergaben, dass immer mehr klassisch ausgebildete Ärzte bereit sind, vermehrt sanfte, pflanzliche Mittel in ihre täglichen Verordnungen miteinzubeziehen.

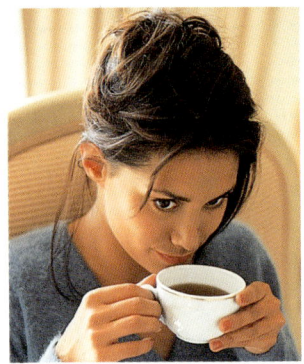

Die Art der Zubereitung ist für den Lapachotee entscheidend, damit er seine optimale Heilwirkung entfalten kann.

Praktische Tips für den Gebrauch von Lapacho

Lapacho ist – soviel ist klar – ein ausgezeichnetes Naturheilmittel, das die Heilung vieler Erkrankungen auf natürliche Weise unterstützt. Für die Praxis der Lapachotherapie stellt sich natürlich zunächst einmal die Frage, was man konkret mit der Rinde von Tabebuia avellanedae anfangen kann. Die praktische Anwendung kostet nur wenig Zeit und Mühe. Dennoch sollte man einige Ratschläge zum richtigen Umgang mit der heilkräftigen Rinde beherzigen, um ihre Wirkung voll zur Geltung zu bringen.

Obwohl Lapacho auch äußerlich anzuwenden ist, spielt die Einnahme des Lapachotees bei der Behandlung zahlreicher Leiden die zentrale Rolle. Die richtige Zubereitung des Lapachoheiltees gewährleistet, dass die Inhaltsstoffe der Rinde sich gut im Wasser lösen.

Was Sie beim Einkauf beachten sollten

Es gibt mittlerweile auch Lapachotee aus Argentinien im Angebot, der nach den Grundsätzen des kontrolliert biologischen Anbaus erzeugt wird.

Roter Lapachotee wird hier zu Lande inzwischen in vielen gut sortierten Naturkostläden, Reformhäusern und Teegeschäften angeboten. Die meisten Tees haben eine sehr gute Qualität, vor Billiganbietern sollte man sich aber in Acht nehmen. Wie so oft spielen auch beim Lapachotee die Qualität des Rohstoffs und die schonende Weiterverarbeitung eine entscheidende Rolle.

Prinzipiell kann Lapachotee immer als ein hochwertiges Naturprodukt angesehen werden. Lapachobäume wachsen unter günstigsten Bedingungen auf eisen- und kalkreichen Böden in Südamerika und sind weder durch Schwermetalle noch durch Pestizide belastet. Einige Firmen führen zusätzlich besonders strenge Qualitätskontrollen durch und achten darauf, dass ihre Produkte auf sehr schonende Weise gewonnen und weiterverarbeitet werden.

Eine Heilpflanze mit vielen Namen

Obwohl der Heiltee aus dem Regenwald hier zu Lande inzwischen fast ausschließlich unter den Namen »Lapachotee« oder »Inkatee« vertrieben wird, gibt es Ausnahmen. So kann es passieren, dass Ihnen auf der Suche nach Lapachotee auch einmal Pau d'Arco oder Ipé Roxo angeboten wird. Dies gilt umso mehr, wenn Sie in anderen Ländern Europas oder in den USA unterwegs sind, wo der Lapachotee nicht unbedingt unter diesem Namen geführt wird. Folgende Bezeichnungen sind relativ weit verbreitet:

▶ Lapachotee
▶ Lapacho colorado (Rot-Lapacho)
▶ Lapachorindentee
▶ Roter Lapachotee
▶ Pau d'Arco (übersetzt: Bogenholz)
▶ Paoheebo oder Taheebo
▶ Ipé Roxo (Lapacho Iperoxo, von »Ipe« = Rinde, »roxo« = rot)
▶ Bow Stick
▶ Ipes

Ausgezeichnet schmeckt der Lapachotee auch gekühlt und mit Fruchtsäften vermischt. Anregungen für abwechslungsreiche Kombinationen finden Sie im Rezeptteil ab Seite 90.

Die innere rote Rinde liefert den Tee

Im Handel wird der Tee häufig mit Bezug auf seine ersten Anwender als Inkatee bezeichnet. Trotz der vielen verschiedenen Namen ist eigentlich nur wichtig zu wissen, dass ausschließlich der Rote Lapachotee für Heilzwecke Verwendung findet. Genau genommen müsste dieser Tee als Pau d'arco roxo, als Ipé roxo oder eben einfach als Roter Lapachotee bezeichnet werden.

Im Unterschied dazu gibt es das schwarze Lapachoholz – Lapacho negro oder Ipé preto – das in Brasilien und Kolumbien als strapazierfähiges Nutzholz in Gebrauch ist. Das Hartholz wurde, wie die Bezeichnung »Pau d'arco« verrät, gern für die Herstellung von Jagdbogen verwendet. In der Praxis sieht es glücklicherweise so aus, dass alle bei uns im Handel angebotenen Lapachotees ohnehin immer rote Lapachotees sind, die aus der inneren Rinde des rotblühenden Baumes hergestellt werden.

Die Unterarten des Lapachobaumes

▶ Die Indianer Perus und Boliviens nannten den Lapachobaum den Baum des Lebens und den Beschützer der Lebenskraft.

▶ Doch auch innerhalb der modernen Botanik gibt es für die Pflanze verschiedene Namen, wozu die geographische Trennung und die unterschiedliche Anzahl der Fiederblättchen geführt haben.

▶ Als Zusatz zum Oberbegriff »Tabebuia« tauchen daher u. a. auch folgende Namensanhängsel auf:

▶ – avellanedae (Argentinien)

▶ – nicaraguensis Blake (Zentralamerika)

▶ – palmeri Rose (Mexiko)

▶ – schunkevigoi Simpson (Peru)

▶ – impetiginosa Mart. ex DC. (Brasilien)

Erhaltet den Regenwald

Die für unser Ökosystem unverzichtbaren tropischen Regenwälder sind seit Beginn ihrer kommerziellen Nutzung im großen Stil in den fünfziger Jahren um die Hälfte dezimiert worden. Bei gleichbleibendem Tempo der Zerstörung soll in spätestens 100 Jahren nichts mehr davon übrig sein.

Wer sich dazu entschlossen hat, Lapachotee zu einem festen Bestandteil seiner Hausapotheke werden zu lassen, sollte sich bei seinem Händler erkundigen, woher der angebotene Lapachotee stammt und wie er gewonnen wird. Man kennt die Schreckensmeldungen aus den Medien, die über die verantwortungslose Rodung des Regenwaldes berichten.

Der Lapachoboom hat leider auch dazu geführt, dass die Holzindustrie das Geschäft mit der Lapachorinde entdeckt hat. Immer häufiger werden Lapachobäume rücksichtslos gefällt, um den wertvollen Naturstoff zu Niedrigstpreisen anbieten und damit schnelle Profite erzielen zu können. Im Gegensatz zur Holzindustrie legen seriöse brasilianische Händler auf die sanfte Nutzung des Regenwaldes großen Wert. Die Lapachorinden werden per Hand sorgfältig geschält, ähnlich wie es bei Korkeichen geschieht. Die Rinden wachsen immer wieder nach, der Baum wird also nicht geschädigt. Es versteht sich von selbst, dass brasilianische Lapachoanbieter, die dieses schonende, aber auch sehr zeitraubende Verfahren anwenden, ihren Tee relativ teuer verkaufen müssen und nicht mit den Dumpingpreisen der industriell hergestellten Massenware mithalten können. Der Verbraucher ist daher dazu aufgerufen, einen Beitrag zur Erhaltung des Regenwaldes zu leisten und jene Firmen zu unterstützen, die mit ihrem Namen hinter der sanften Nutzung des Regenwaldes stehen.

Vor allem die in Reformhäusern und Naturkostläden angebotenen Tees erfüllen diese Anforderungen mit hoher Wahrscheinlichkeit; aber natürlich gibt es auch in Teegeschäften und Drogerien immer wieder qualitativ hochwertige Tees, so dass es am besten ist, beim Händler gezielt nachzufragen und sich wenn möglich auch Informationsmaterial der Hersteller zukommen zu lassen.

Haltbarkeit und Lagerung

Lapachotee ist bei guter Lagerung sehr lange haltbar – oft einige Jahre. Aufgrund des Verbraucherschutzes muss jede Packung mit einem Verfallsdatum bedruckt werden. Obwohl der Rindentee im Allgemeinen länger haltbar ist als auf dem Aufdruck angegeben, sollte eine angebrochene Packung am besten innerhalb einiger Wochen verbraucht werden. Falls Sie also nicht vorhaben, eine Lapachokur durchzuführen, genügt es, kleine Packungsgrößen mit 75 oder 100 Gramm einzukaufen. In größeren Mengen ist der Tee allerdings günstiger.

> Bewahren Sie Lapachotee stets getrennt von anderen Kräutertees oder Gewürzen auf, weil die verschiedenen Aromen sich leicht gegenseitig beeinträchtigen können.

Vor Luft und Wärme schützen

Neuerdings wird Lapachotee auch im Aufgussbeutel angeboten. Dies ist zwar einerseits in der Handhabung etwas praktischer, andererseits müssen auch die Beutel – wie der lose Tee – fünf Minuten kochen und anschließend mindestens eine Viertelstunde lang ziehen. Für einen Liter Wasser benötigt man normalerweise zwei Lapachobeutel – die genaue Dosierung ist auf der Packung angegeben. Das leicht rauchige Aroma des Tees bleibt besonders gut erhalten, wenn Sie ihn luftdicht verpacken. Dazu eignet sich z. B. ein Schraubglas oder eine Teedose aus Blech. Außerdem sollte Lapacho – wie auch andere Tees – immer kühl und dunkel gelagert werden.

Die Zubereitung des Lapachoheiltees

Im Gegensatz zu schwarzem Tee muss roter Lapachotee relativ lange kochen bzw. ziehen. Daraus folgt, dass es sich kaum lohnt, nur eine einzelne Tasse Lapachotee zuzubereiten. Günstiger ist es, immer gleich etwas mehr zu kochen. Da für eine Lapachokur aber ohnehin größere Mengen des Tees benötigt werden und außerdem die Möglichkeit besteht, den Tee in einer Thermoskanne relativ lange warm zu halten, sollte dies kein Problem darstellen.

Das Grundrezept

Für 4 große Tassen Lapachotee benötigen Sie 2 gestrichene Esslöffel Lapachorinde und 1 Liter Wasser.
▶ Bringen Sie das Wasser in einem Topf zum Kochen.
▶ Geben Sie die Lapachorinde hinzu, und lassen Sie das Ganze kurz kräftig aufkochen.
▶ Reduzieren Sie die Hitze, so dass der Tee nur noch leicht kocht. Lassen Sie die Rinden bei niedriger Hitze 5 Minuten lang kochen.
▶ Anschließend den Tee 15 bis 20 Minuten lang zugedeckt ziehen lassen.
▶ Am Ende seihen Sie den Tee durch ein feines Sieb ab und füllen ihn in eine Thermoskanne.
Falls Sie den frisch zubereiteten Lapachotee nicht warm halten, sondern ihn sofort servieren wollen, sollten Sie dazu ausschließlich Porzellan-, Keramik- oder Glaskannen, jedoch keine Aluminiumgefäße benutzen.

Nehmen Sie sich ein wenig Zeit für Ihre Lapachoteestunde. Mit Muße aus einer schönen Tasse getrunken, schmeckt der Heiltrank aus dem Regenwald noch einmal so gut.

Was den Geschmack zusätzlich verbessert

Obwohl es Heilpraktiker gibt, die empfehlen, den Tee für Kuren pur zu sich zu nehmen, spricht nichts dagegen, ihn geschmacklich noch ein wenig zu verbessern, falls Sie das Bedürfnis dazu haben. Ganz im Gegenteil: Durch den Zusatz von etwas Sahne und/oder Honig oder auch Zitronensaft lassen sich einige Heilwirkungen noch fördern.

Ob als Heiltee oder als Genussgetränk für eine gemütliche Teestunde bieten sich natürlich noch weit mehr Varianten an. Lapachotee lässt sich gut mit den unterschiedlichsten Zutaten kombinieren (siehe Rezepte ab Seite 90).

Honig

Honig war als Heilmittel schon in der Antike bekannt. Er liefert alle Inhaltsstoffe des natürlichen Blütennektars, ist also reich an wichtigen Mineralstoffen und enthält u. a. auch Vitamine der B-Gruppe und Vitamin C. Die antibakteriellen Eigenschaften des Honigs ergänzen sich sehr gut mit den Wirkungen des Lapachotees. Und auch geschmacklich passt Honig gut zum würzigen, vanilleartigen Aroma des Inkatees. Sie sollten möglichst einen guten, kaltgeschleuderten Honig verwenden, denn nur bei diesem Gewinnungsverfahren bleiben die wertvollen Wirkstoffe erhalten.

Bei der Verarbeitung erhitzten, minderwertigen Honig erkennt man daran, dass er auch nach längerer Lagerung nicht kristallisiert. Der Tee sollte nur noch lauwarm sein, bevor der Honig untergerührt wird. Ein Teelöffel Honig pro Tasse genügt bereits, um Wirkung und Geschmack zu verbessern.

Naturreiner Honig aus nur einer Blütenart, wie z. B. Lavendel-, Thymian- oder Lindenblütenhonig, hat ein ganz besonders intensives Aroma. Tannenhonig wird von den Bienen übrigens nicht aus Blütennektar, sondern aus den zuckerhaltigen Absonderungen von Insekten auf den Nadelbäumen produziert.

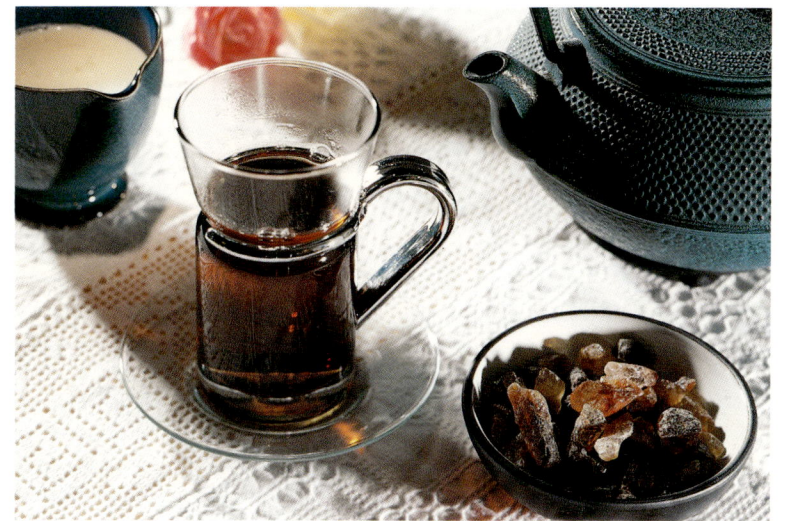

Kandiszucker wird aus reinen Zuckerlösungen durch Auskristallisieren gewonnen. Um braunen Kandis zu erhalten setzt man karamelisierten Zucker zu.

Zitrone

Diese Zitrusfrucht enthält bekanntermaßen viel Vitamin C. Ebenso wie Lapachotee stärkt dieses Vitamin unser Immunsystem. Darüber hinaus gilt Vitamin C aber auch als Radikalefänger. Durch die Aufnahme von Gift- und Schadstoffen, denen wir täglich ausgesetzt sind, bilden sich so genannte freie Radikale – Substanzen, die unsere Körperzellen schwächen. Durch Autoabgase, durch Alkohol- und Nikotinkonsum, aber auch durch zu viel Sonne werden Milliarden dieser aggressiven Moleküle freigesetzt.

Vitamin C versetzt uns in die Lage, uns vor den freien Radikalen, die an der Entstehung von Krebs- und Herzerkrankungen beteiligt sind, zu schützen. Vor allem bei Infektionen empfiehlt es sich, den Lapachotee direkt vor dem Genuss mit dem Saft einer halben, möglichst unbehandelten Zitrone zu versetzen. Ähnlich wie bei der Verwendung von Honig sollte das Getränk schon etwas abgekühlt sein, wenn Sie Zitrone hinzufügen, da Vitamin C äußerst hitzeempfindlich ist.

Sahne

Sie gilt zwar nicht unbedingt als Heilmittel, doch vielen Menschen bekommt Lapachotee besser, wenn sie ihn mit einem Schuss frischer Sahne verfeinern. Solange man es mit der Menge nicht übertreibt, spricht nichts dagegen, den Gaumen und den Magen etwas zu verwöhnen und den Lapachoheiltee mit Sahne abzurunden. Ihr persönlicher Geschmack darf darüber entscheiden, ob Sie den Tee mit oder ohne Sahne, Honig oder Zitrone trinken möchten.

Die Wasserqualität

Bei der Zubereitung des Lapachoheiltees ist nicht nur auf eine gute Tee-, sondern natürlich auch auf eine gute Wasserqualität zu achten. Am einfachsten ist es, Leitungswasser zu verwenden. Leider ist es je nach Gewinnung und Region von sehr unterschiedlicher Qualität und nicht immer die beste Wahl für die Teezubereitung. Die Trinkwasserverordnung gibt vor, welchem Standard das Trinkwasser genügen muss. So darf es beispielsweise keine Krankheitserreger enthalten,

> Wenn Sie heißen Tee lieber aus dekorativen Gläsern als aus Tassen trinken, sollten Sie zuvor einen Löffel ins Glas stellen, damit es beim Eingießen nicht zerspringt.

muss klar, farblos, geruchlos und geschmacksneutral sein. Noch etwa 70 Prozent allen Trinkwassers, das in die öffentlichen Leitungen kommt, weisen die ursprüngliche Reinheit auf, enthalten also von Natur aus keine Krankheitserreger und Gifte. Doch was ist mit den restlichen 30 Prozent? Das aus Flüssen entnommene Wasser enthält unter Umständen krankheitserregende Keime, die durch den Zusatz von Chlorkalk abgetötet werden, wodurch allerdings auch gesunde, natürliche Lebensformen im Wasser vernichtet werden. Darüber hinaus müssen dem Rohwasser Gifte, Fäulnisstoffe und andere gesundheitsschädliche Inhaltsstoffe entzogen werden, was durch Filterverfahren mit Sand, Kies oder Aktivkohle geschieht.

Auskunft über Nitratwerte einholen

Die Verschmutzung unserer Umwelt ist leider so weit fortgeschritten, dass der Gesetzgeber es inzwischen als normal ansieht, dass Wasser eine gewisse Menge giftiger Substanzen enthält, die durch Industrie, Landwirtschaft und Haushalte in die Natur eingebracht werden. Trotz bestehender Grenzwerte weisen einige Trinkwasserproben bedenklich hohe Nitrat- und Pestizidwerte auf. Die Qualität des Trinkwassers ist letztlich immer vom Wohnort abhängig. Erkundigen Sie sich deshalb im Zweifelsfall beim örtlichen Wasserwerk nach der Qualität Ihres Leitungswassers, insbesondere nach der Nitratbelastung.

Auch bei guter Qualität ist das Leitungswasser durch seinen hohen Kalkgehalt oft zu hart, um einen schmackhaften Tee damit zu kochen. Die Wasserhärte an Ihrem Wohnort erfahren Sie beim zuständigen Wasseramt.

Mineralwasser als hochwertige Alternative

Falls Sie die Qualität Ihres Trinkwassers nicht zufriedenstellt, sollten Sie sich ein hochwertiges Mineralwasser besorgen. Im Gegensatz zu Leitungswasser muss Mineralwasser ursprünglich rein sein, darf also nicht aufbereitet werden. Diese ursprüngliche Reinheit muss durch zahlreiche physikalische, chemische, mikrobiologische und geologische Untersuchungen belegt werden, bevor ein Mineralwasser auf den Markt kommen darf. Falls Sie Ihren Lapachotee lieber mit Mineralwasser als mit Leitungswasser zubereiten wollen, sollten Sie nur kohlensäurefreies, »stilles« Mineralwasser mit einem geringen Nitrat- und Natriumgehalt verwenden. Meist sind solche Mineralwässer mit dem Aufdruck »geeignet für die Zubereitung von Babynahrung« versehen.

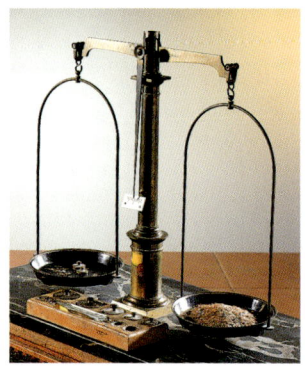

In der richtigen Dosierung eignet sich Lapachotee wunderbar zum Ausgleich von Mineralstoffmängeln.

Kinder sind nicht so leicht für den etwas herben Geschmack von Lapachotee zu begeistern. Es beeinträchtigt den therapeutischen Wert nicht, wenn Sie den Tee mit Honig und Orangensaft mischen.

Lapacho als natürliches Heilmittel

Innerliche Anwendungen

Im Mittelpunkt der natürlichen Behandlung mit Lapacho steht die Einnahme des Tees. Außer der Zubereitung sind auch die Dosierung und die Art der Anwendung wichtig. Es ist natürlich ein Unterschied, ob Sie Lapachotee zum reinen Genuss trinken, oder ob Sie ihn therapeutisch einsetzen möchten. Im zweiten Fall gilt es, einige einfache Regeln zu beachten.

Regeln für die Einnahme des Tees

▶ Auch bei der therapeutischen Anwendung sollten Sie nicht mehr als einen Liter Lapachotee über den Tag verteilt trinken, und zwar vor oder zwischen den Mahlzeiten.

▶ Obwohl der Inkatee in Südamerika vorzugsweise kalt getrunken wird, ist es in unseren Breiten sinnvoller, ihn warm zu trinken – dies gilt zumindest für die kalte Jahreszeit.

▶ Da Lapacho sehr viele Mineralstoffe und Spurenelemente enthält, sollten Sie den Tee immer kurmäßig, also ganz gezielt, einsetzen. Es ist nicht sinnvoll, über mehrere Monate hinweg große Mengen Lapachotee zu trinken. Als Genusstee sollten ein bis zwei Tassen am Tag genügen. Vergessen Sie nicht, dass Lapachotee ein Heilmittel ist. Bei jedem Heilmittel ist die richtige Dosierung von ausschlaggebender Bedeutung. Schon Paracelsus (1493–1541) bemerkte, dass allein die Dosis darüber entscheidet, ob ein Stoff heilsam oder giftig ist. Ebenso wie viele Kräutertees nicht literweise getrunken werden dürfen, da sie spezifische Heilwirkungen haben, sollten Sie es auch vermeiden, mehr als einen Liter Lapachotee am Tag zu trinken.

▶ So wichtig Vitamine, Mineralstoffe und Spurenelemente bei Krankheiten oder zivilisationsbedingten Mangelerscheinungen sind, so unsinnig ist es, den Organismus mit diesen Stoffen zu überschwemmen. Dies ist auch der Grund dafür, dass Sie während der Lapachokur vermeiden sollten, zusätzlich synthetisch erzeugte Mineralstoffpräparate zu sich zu nehmen.

▶ Erfahrungsgemäß treten Heilerfolge bei der Verabreichung von Lapachotee sehr schnell ein. Oft genügen wenige Tage, um erstaunliche Wirkungen zu erzielen. Bei chronischen Erkrankungen kann es jedoch sinnvoll sein, ihn über einen längeren Zeitraum hinweg zu trinken.

Die große Lapachokur

Für alle chronischen und ernsten Erkrankungen empfiehlt sich eine mehrwöchige Lapachokur. Durch diese Kur wird die Blutqualität erheblich verbessert, die Immunabwehr aktiviert und einer Übersäuerung des Organismus entgegengewirkt. Im Gegensatz zur schnellen Entgiftungskur mit Lapacho (siehe Seite 86), benötigen Sie für die große Lapachokur etwas mehr Zeit.

Schrittweise vitaler und gesünder werden

Die große Lapachokur empfiehlt sich nicht nur gegen zahlreiche Beschwerden, sondern auch bei einer geschwächten Körperabwehr nach überstandenen Krankheiten oder nach Zeiten besonderer körperlicher oder geistiger Anstrengung. Während der Kur sollten Sie möglichst auf Nikotin und Alkohol verzichten und auf eine gesunde, ausgewogene Ernährung achten. Die Kur verläuft in drei Phasen:

▶ Trinken Sie vier Wochen lang täglich einen Liter Lapachotee über den Tag verteilt, und zwar zwischen den Mahlzeiten.

▶ Pausieren Sie anschließend vier Wochen lang.

▶ Wiederholen Sie die erste Phase. Nehmen Sie also nochmals vier Wochen lang täglich einen Liter Lapachotee in mehreren Portionen über den Tag verteilt zu sich.

Bei ernsteren Erkrankungen und bei Problemen mit dem Kreislauf sollten Sie sich unbedingt mit Ihrem behandelnden Arzt beraten, bevor Sie eine Lapachokur machen.

Andere Formen der Einnahme

Lapachotabletten

Lapachotee ist meist lose, inzwischen aber auch als Aufgussbeutel erhältlich. Vor allem in Reformhäusern werden neuerdings auch Lapachotabletten als Nahrungsergänzung angeboten. Diese Tabletten sind natürliche Mineralstoffpräparate, und es wird empfohlen, täglich ein bis zwei Tabletten vor den Mahlzeiten einzunehmen.

Natürlich ist es sehr viel bequemer, Tabletten zu schlucken, als sich täglich einen Tee zu kochen. Es ist aber davon auszugehen, dass der Tee, der nebenbei auch noch die Nieren durchspült und den Organismus mit Flüssigkeit versorgt, wirkungsvoller ist. Darüber hinaus kann man mit Tabletten natürlich auch keine Umschläge oder Bäder bereiten. Dennoch stellen Lapachotabletten eine gute Alternative zu synthetisch hergestellten Mineralstoffpräparaten dar. Und gerade wer wenig Zeit hat oder auf Reisen ist, wird vielleicht gern einmal zur Lapachotablette greifen.

Lapachoelixier

Einige Inhaltsstoffe der roten Lapachorinde lösen sich besser in Alkohol als in Wasser, so beispielsweise das Lapachol. Dies ist der Grund dafür, dass die zusätzliche Einnahme eines Lapachoelixiers in vielen Fällen sinnvoll ist. Das Lapachoelixier kann ganz einfach selbst hergestellt werden.

▶ Sie brauchen 100 Milliliter 70-prozentigen Alkohol (aus der Apotheke) und 3 Teelöffel Lapachorinde.
▶ Zerstoßen Sie die Rinde zunächst kräftig in einem Mörser.
▶ Übergießen Sie sie dann mit dem Alkohol, und vermischen Sie das Ganze gründlich.
▶ Geben Sie die Mischung in ein dunkles, verschließbares Glasgefäß und bewahren es an einem nicht zu warmen Ort auf. Lassen Sie die Rinde mindestens 10 Tage lang im Alkohol ziehen, wobei Sie das Glas immer wieder einmal kräftig schütteln sollten.

Bei manchen Krankheiten oder der Einnahme von Medikamenten, die sich nicht mit Alkohol vertragen, ist Vorsicht im Umgang mit dem Lapachoelixier geboten. Es sollte dann nur für äußerliche Anwendungen benutzt werden.

▶ Gießen Sie die Mischung dann (ohne die Rindenteile abzuseihen) in ein Glasfläschchen mit Tropfeinsatz, das Sie in der Apotheke erhalten. Bewahren Sie das fertige Lapachoelixier kühl auf.

Für die Einnahme vermischen Sie das Elixier mit etwas Flüssigkeit wie beispielsweise Saft oder Wasser. Nehmen Sie das Elixier immer zu den Mahlzeiten ein.

Die Lapachowirkstoffe, die im Elixier, also dem alkoholischen Auszug, enthalten sind, können nicht nur eingenommen, sondern auch äußerlich genutzt werden. Einige Tropfen des Elixiers können die Wirkungen eines guten Massageöls oder einer Heilsalbe noch erheblich steigern. Vermischen Sie dazu einfach etwas Salbe oder Öl mit einigen Tropfen Lapachoelixier.

Äußerliche Anwendungen

Bei einer ganzen Reihe von Erkrankungen wie beispielsweise Hautleiden oder Gelenkentzündungen sind äußerliche Lapachoanwendungen sehr empfehlenswert. Dazu gehören etwa Voll-, Fuß- oder Sitzbäder, Umschläge, Kompressen und Dampfbäder.

Lapachovollbäder

Für ein Lapachovollbad wird ein kräftiger Sud benötigt.

▶ Bringen Sie dazu 3 Esslöffel Lapachorinde in 1 Liter Wasser zum Kochen.

▶ Lassen Sie das Ganze zunächst 15 Minuten bei geringer Hitze kochen und anschließend noch einmal 15 Minuten zugedeckt ziehen.

▶ Vermischen Sie den gefilterten Sud mit 1 Schuss flüssiger Schlagsahne, denn dadurch wird das Bad hautfreundlicher.

▶ Geben Sie den Sud anschließend ins Badewasser – die beste Temperatur liegt bei etwa 34 °C.

Das warme Lapachobad lockert die Muskulatur, ist schmerzlindernd und regt die Hautdurchblutung an. Die Dauer des Bades sollte höchstens 20 Minuten betragen.

Als Grundlage für ein hautfreundliches Massageöl mit Lapacho eignen sich am besten kaltgepresste hochwertige Pflanzenöle, wie z. B. Jojoba-, Avocado-, Mandel- oder Weizenkeimöl.

Lapachositzbäder

Durch Lapachositzbäder können gute Erfolge bei der Behandlung von Pilzerkrankungen und Infektionen im Bereich des Unterleibs erzielt werden. Für Sitzbäder benötigen Sie lediglich eine Sitzwanne oder einfach eine große Plastikschüssel.

▶ Geben Sie 2 Esslöffel Lapachorinde in 1/2 Liter Wasser. Bringen Sie das Ganze zum Kochen.

▶ Kochen Sie die Lapachorinde 15 Minuten bei geringer Hitze, und lassen Sie sie dann ebenso lange zugedeckt ziehen.

▶ Geben Sie den Sud in das warme Badewasser. Sitzbäder sollten mindestens 10 Minuten lang durchgeführt werden.

Lapachofußbäder

Ein heißes Lapachofußbad ist auch eine gute Hilfe zum sanften Einschlummern nach einem anstrengenden Tag. Ziehen Sie sich anschließend warme Socken an, und schlüpfen Sie schnell unter die Bettdecke.

Lapacho ist nicht nur für Sitzbäder, sondern auch für Fußbäder ein idealer Badezusatz. Fußbäder mit Lapacho sollten sowohl bei Pilzerkrankungen im Bereich der Füße und Zehen als auch als abwehrstärkende Maßnahme bei Erkältungen und grippalen Infekten eingesetzt werden.

▶ Dosierung und Zubereitungsart wie für die Lapachositzbäder: Sie benötigen also wieder 2 Esslöffel Lapachorinde auf 1/2 Liter Wasser. (15 Minuten kochen, 15 Minuten ziehen lassen.)

Bei Fußbädern ist darauf zu achten, dass sie möglichst heiß durchgeführt werden. Auch ein Lapachofußbad sollte mindestens 10 Minuten dauern.

Kompressen und Umschläge

Für Kompressen und Umschläge benötigen Sie einen Lapachotee, der etwas stärker als der Tee ist, den Sie trinken.

▶ Bringen Sie 1/2 Liter Wasser in einem Topf zum Kochen.

▶ Geben Sie 1 gehäuften Esslöffel Lapachorinde hinzu, lassen Sie das Ganze kurz aufkochen und 5 Minuten bei geringer Hitze kochen.

▶ Danach muss der Tee noch 20 Minuten lang zugedeckt ziehen.

▶ Filtern Sie die Rindenstücke ab, und lassen Sie das Wasser ein wenig abkühlen.

▶ Für Kompressen tauchen Sie ein steriles, mehrfach zusammengelegtes Stück Mull oder Leinen in den Lapachosud.

▶ Wringen Sie die Kompresse etwas aus, und legen Sie sie auf die betroffene Hautpartie auf, wo sie etwa 30 Minuten lang wirken sollte.

▶ Für Umschläge benötigen Sie statt des Mulltuchs ein größeres Leinen- oder Baumwolltuch.

▶ Legen Sie das mit Lapachotee getränkte und leicht ausgewrungene Tuch auf die zu behandelnde Stelle.

▶ Über das feuchte Tuch legen Sie dann einfach ein trockenes Tuch und darüber noch eine Wolldecke.

Je nach Erkrankung können entweder kalte oder warme Umschläge und Kompressen angelegt werden, die alle mindestens 30 Minuten lang einwirken sollten.

Mundspülungen

Bei Kratzen im Hals können Sie mit Lapachotee gurgeln und den Mund ausspülen. Die antibakteriellen und entzündungshemmenden Wirkungen des Tees, der zum Gurgeln nur noch lauwarm sein sollte, können auch bei Mandelentzündungen, Zahnfleischerkrankungen und bei Mundgeruch genützt werden.

Lapachodampfbäder

Bei Erkrankungen der Atemwege und zur besseren Entfaltung entzündungswidriger Wirkungen kann Lapachotee nicht nur getrunken, sondern auch inhaliert werden. Alles was Sie dazu brauchen ist eine Schüssel und etwa 1/2 bis 1 Liter frisch gekochter Lapachotee. Gießen Sie den möglichst heißen Tee in die Schüssel. Beugen Sie Ihren Kopf über die Schüssel, und atmen Sie die Lapachodämpfe einige Minuten lang intensiv ein. Um ein zu schnelles Verdampfen des Tees zu verhindern ist es günstig, Kopf und Schüssel mit einem großen Frotteehandtuch abzudecken.

Leinen- oder Baumwolltücher für Kompressen sollte man vor Gebrauch keimfrei machen, wenn sie längere Zeit im Schrank lagen. Bügeln Sie die Tücher dazu mit der höchsten Einstellung Ihres Bügeleisens.

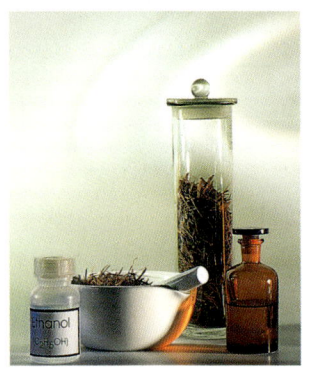

Versetzt man Lapachorinde mit hochprozentigem Alkohol, entsteht nach einigen Tagen das sehr wirksame Lapachoelixier.

Heilen mit Lapacho von A bis Z

Abszesse und Furunkel

Durch Infektionen mit Eitererregern (Staphylokokken) können Abszesse und Furunkel hervorgerufen werden. Bei Abszessen handelt es sich um eitrige Hautentzündungen, bei denen es zu Eiteransammlungen, schmerzhaften Verdickungen und Rötungen im Bereich der betroffenen Hautpartien kommt. Das Risiko, an Abszessen zu erkranken, steigt bei Diabetes mellitus und Übergewicht. Abszesse können aber auch mechanisch beispielsweise durch reibende Kleidungsstücke entstehen. Von Furunkeln spricht man, wenn ein Haarbalg eitrig infiziert ist. Kleinere Abszesse und Furunkel können durch die desinfizierenden, entzündungswidrigen und antibakteriellen Wirkungen von Lapacho schnell zum Abheilen gebracht werden.

Behandlung mit Lapacho

▶ Nehmen Sie einige Tage lang 1-mal täglich ein warmes Lapachobad. Die Badedauer sollte dabei 15 bis 20 Minuten betragen.

▶ Tauchen Sie ein steriles Mull- oder Leinentuch in einen kräftigen, warmen Lapachosud. Drücken Sie die Kompresse ein wenig aus, legen Sie sie auf die betroffene Hautstelle, und umwickeln Sie den Bereich zusätzlich mit einem trockenen Handtuch. Die Kompresse sollte mindestens 30 Minuten einwirken.

▶ Statt mit Kompressen können Sie Abszesse und Furunkel auch mit einer Packung aus Heilerde und Lapacho behandeln. Die Heilerde erhalten Sie in der Apotheke. Anstatt sie jedoch wie in der Packungsbeilage beschrieben mit Wasser anzurühren, vermischen Sie sie einfach mit warmem Lapachotee. Tragen Sie die Packung dünn auf, und lassen Sie sie mindestens 20 Minuten lang einwirken.

Größere Abszesse oder Furunkel müssen vom Arzt versorgt werden, da sie oft in die Tiefe gehen und bei schlechter Abheilung Narben hinterlassen können.

Was zusätzlich hilft

Essen Sie reichlich Rohkost, und verzichten Sie auf übermäßigen Nikotin- und Alkoholgenuss. Kräftigen Sie zur Vorbeugung die Haut durch Licht-, Luft- und Sonnenbäder sowie durch kalte Waschungen, und trinken Sie regelmäßig Lapachotee, darüber hinaus auch viel Mineralwasser und Kräutertees.

Akne

Die Akne vulgaris ist eine Erkrankung der Hauttalgdrüsen, die in Form von rötlichen bis bläulichen Knoten, schwarzen Mitessern und gelben Pusteln auftritt. Die Akne befällt vor allem das Gesicht, aber auch Brust und Rücken. Sie tritt meist während der Pubertät auf, kann jedoch auch durch Stoffwechselstörungen, falsche Ernährung und seelische Belastungen ausgelöst werden. In erster Linie spielen wohl hormonelle Auslöser eine Rolle, eine mangelhafte Funktion der Verdauungsorgane kann durch unzureichenden Abtransport von Giftstoffen ebenfalls eine Akne begünstigen. Lapacho trägt dazu bei, den Körper zu entschlacken und den Stoffwechsel auf Trab zu bringen.

Inzwischen gibt es recht wirkungsvolle Behandlungsmethoden gegen Akne. Schon aufgrund der psychischen Belastung durch die Pickel, aber auch zur Verhütung späterer Narbenbildung, sollten Sie den Hautarzt befragen.

Behandlung mit Lapacho

▶ Um die Behandlung der Akne von innen heraus zu unterstützen und den Körper zu entgiften, sollten Sie die große Lapachokur durchführen. Trinken Sie 4 Wochen lang täglich 1 Liter Lapachotee über den Tag verteilt, und zwar zwischen den Mahlzeiten. Pausieren Sie danach 4 Wochen, und nehmen Sie dann nochmals 4 Wochen lang 1 Liter Tee am Tag zu sich.
▶ Waschen Sie Ihr Gesicht und andere betroffene Bereiche morgens und abends mit einem sauberen Waschlappen, den Sie in lauwarmen Lapachotee eingetaucht haben.

Was zusätzlich hilft

Stellen Sie Ihre Ernährung um. Verzichten Sie auf Fleisch, Süßigkeiten, Nikotin und Alkohol, und essen Sie weitgehend vollwertig und ballaststoffreich.

Ein Dampfbad mit Lapacho wirkt Wunder bei Atembeschwerden, die durch bronchiale Erkrankungen oder Allergien verursacht werden. Es reinigt die Atemwege und erleichtert so das Atmen.

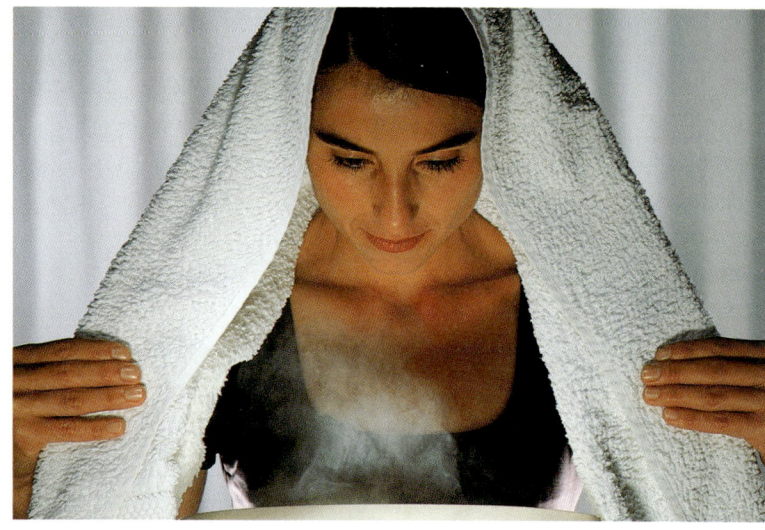

Allergien

Bei Allergien handelt es sich um überschießende Reaktionen des Immunsystems auf Allergene, d.h. bestimmte, allergieauslösende Substanzen wie beispielsweise Blütenpollen, Tierhaare, Chemikalien oder Nahrungsmittel.

Bei schwer wiegenden Allergien kommt eventuell auch eine Hyposensibilisierung durch kleinste Mengen des betreffenden Allergens infrage. Diese langwierige Therapie erfordert allerdings viel Geduld und Konsequenz vom Patienten.

Allergische Reaktionen können sofort nach dem Kontakt des Organismus mit dem Allergen auftreten (z. B. Heuschnupfen, allergisches Asthma) oder mit einer Verzögerung von einigen Stunden bis Tagen (z. B. Nahrungsmittelallergie, Kontaktallergie). Von allergischen Symptomen sind vorwiegend Haut und Schleimhäute (Atemwege, Magen-Darm-Trakt) betroffen. Gefährlich können Allergien gegen Insektenstiche sein, die manchmal schockartige Kreislaufreaktionen auslösen.

Die Zunahme an Umweltgiften sowie die damit verbundene Überforderung des Immunsystems haben zu einem explosionsartigen Ansteigen allergischer Beschwerden geführt. Durch Lapachotee können Allergiebetroffene ihr Immunsystem auf natürliche Weise harmonisieren und dadurch Allergien leichter überwinden. Durch Lapachobäder können allergiebedingte Hautreaktionen zum Abklingen gebracht werden.

Behandlung mit Lapacho

▶ Führen Sie zunächst die große Lapachokur durch, bei der Sie 4 Wochen lang täglich 1 Liter Lapachotee zwischen den Mahlzeiten trinken, 4 Wochen pausieren und dann nochmals 4 Wochen lang 1 Liter Tee am Tag einnehmen. Trinken Sie anschließend regelmäßig 1 Tasse Lapachotee am Tag. Nehmen Sie zusätzlich 3-mal täglich jeweils 10 Tropfen Lapachoelixier zu den Mahlzeiten ein.

▶ Mit Lapachobädern können Sie allergische Hautreaktionen lindern. Geben Sie dazu 1 Liter starken Lapachotee auf 1 Badewannenfüllung. Die Badedauer sollte etwa 15 Minuten betragen.

▶ Bei allergischen Atembeschwerden sollten Sie es einmal mit Lapachodampfbädern versuchen. Atmen Sie dazu die Lapachodämpfe etwa 10 Minuten lang ein, und wiederholen Sie die Anwendung nach Bedarf bis zu 3-mal täglich.

Was zusätzlich hilft

Meiden Sie die allergieauslösenden Substanzen – sofern sie Ihnen bekannt sind – so weit wie möglich. Da Medikamente gegen Allergien, die so genannten Antihistaminika, oft unangenehme Nebenwirkungen aufweisen, sollten Sie zunächst versuchen, Ihr Immunsystem durch eine vollwertige Ernährung und viel Bewegung wieder zu beruhigen. Auch die Akupunktur kann bei einigen Allergieformen erfolgreich eingesetzt werden.

Manchmal reagieren empfindliche Menschen auch auf bestimmte Heilpflanzen allergisch. So gibt es beispielsweise eine so genannte Gruppenallergie auf Pflanzen aus der Familie der Korbblütler. Allergische Reaktionen auf Lapacho wurden bisher nicht beobachtet.

Arthritis

Die Arthritis ist eine Gelenkentzündung aufgrund von Reizungen, Infektionen, Immun- oder Stoffwechselstörungen, die an einzelnen oder mehreren Gelenken auftreten kann. Sie führt zu Schwellungen, Rötungen, Schmerzen und Bewegungseinschränkungen der betroffenen Gelenke. Eine Arthritis ist meist ein Zeichen dafür, dass der Körper mit den anfallenden Giftstoffen nicht mehr fertig wird. Da Lapachotee die Entgiftung des Organismus unterstützt, zudem aber auch Entzündungen zum Abklingen bringt und schmerzlindernd wirkt, gilt er als hervorragendes Naturheilmittel gegen Arthritis.

Bei einer akuten Arthritis sollte möglichst bald ein Arzt aufgesucht werden, um der genauen Ursache auf den Grund zu gehen und um zu vermeiden, dass die Erkrankung chronisch wird.

Behandlung mit Lapacho

▶ Um die Behandlung der Arthritis von innen heraus zu unterstützen und den Körper zu entgiften, sollten Sie die große Lapachokur durchführen. Trinken Sie dazu zunächst 4 Wochen lang täglich 1 Liter Lapachotee über den Tag verteilt, und zwar zwischen den Mahlzeiten. Pausieren Sie danach 4 Wochen, und trinken Sie dann nochmals 4 Wochen lang 1 Liter Tee am Tag. Nehmen Sie außerdem über mehrere Monate 3-mal täglich je 10 Tropfen Lapachoelixier in etwas Flüssigkeit zu den Mahlzeiten ein.

▶ Gönnen Sie sich über einen Zeitraum von mehreren Wochen 3-mal wöchentlich ein warmes Lapachobad. Geben Sie dazu 1 Liter starken Lapachotee in die Wanne, und baden Sie etwa 15 Minuten lang.

▶ Auch kalte Waschungen können oft eine schnelle Linderung der Schmerzen und Schwellungen bewirken. Je nach betroffenem Bereich sollten Sie eine Unterkörperwaschung oder eine Oberkörperwaschung durchführen. Tauchen Sie dazu einen Waschlappen in kalten Lapachotee ein, und reiben Sie die betroffenen Regionen kräftig ab.

▶ Gute Erfolge können auch mit einer Packung aus Heilerde und Lapacho erzielt werden. Statt mit Wasser wird die Heilerde dazu mit kaltem Lapachotee angesetzt. Tragen Sie die Packung dünn auf, und lassen Sie sie mindestens 30 Minuten lang einwirken. Waschen Sie anschließend die Packung mit reichlich kaltem Wasser wieder ab.

Was zusätzlich hilft

Da eine Arthritis u.a. auch durch ein Übermaß an tierischem Eiweiß hervorgerufen werden kann, sollten Sie versuchen, sich weitgehend vegetarisch und vollwertig zu ernähren. Entspannungsübungen wie autogenes Training, die progressive Muskelentspannung nach Jacobson oder Yoga können die Heilung ebenfalls fördern, da auch psychische Aspekte bei der Entstehung und dem Verlauf der Erkrankung eine Rolle spielen.

Die Arthritis wird häufig mit der Arthrose verwechselt, die aber nicht entzündlich ist, sondern eine degenerative Veränderung der Gelenke durch das Alter darstellt oder infolge übermäßiger Belastung, z. B. durch hohes Übergewicht, entsteht.

Asthma

Bei Asthma handelt es sich um eine anfallsweise auftretende Atemnot, die mit Kurzatmigkeit und einer erschwerten Ausatmung einhergeht. Nicht selten tritt Asthma auch als Folge einer allergischen Reaktion auf. Vor allem Kinder und Jugendliche sind immer häufiger von den qualvollen Anfällen betroffen.

Da Asthma durch ein geschwächtes Immunsystem und psychische Belastungen gefördert wird, gilt Lapachotee als ein gutes Linderungsmittel bei dieser Erkrankung. Einerseits stärkt und reguliert das enthaltene Lapachol die Abwehrkräfte des Körpers, andererseits wirkt sich Lapacho auch beruhigend auf die Seele aus. Lapachotee dient zur unterstützenden Behandlung – besonders bei schwerem Asthma. Sprechen Sie daher vor Beginn der Therapie mit Ihrem behandelnden Arzt.

Behandlung mit Lapacho

▶ Trinken Sie 4 Wochen lang täglich 1 Liter Lapachotee zwischen den Mahlzeiten. Pausieren Sie dann 4 Wochen, bevor Sie nochmals 4 Wochen lang 1 Liter Tee am Tag einnehmen. Trinken Sie anschließend regelmäßig 1 große Tasse Lapachotee am Tag.

▶ Bei den ersten Anzeichen eines Asthmaanfalls sollten Sie ein Dampfbad mit heißem Lapachotee durchführen. Atmen Sie dabei etwa 15 Minuten lang die Dämpfe des Tees ein.

Was zusätzlich hilft

Da es für den Asthmatiker sehr wichtig ist, seine Abwehrkräfte zu stärken, sollte er neben Lapachotee auch viel Rohkost, Vollkornprodukte, Salate usw. zu sich nehmen und für ausreichende Bewegung an der frischen Luft sorgen.

Gelassenheit und eine entspannte Einstellung können die Heilung stark fördern. Es ist daher sinnvoll, Atem- und Entspannungsübungen, wie sie beispielsweise im chinesischen Qi Gong angeboten werden, zu erlernen. Aber auch Methoden wie das autogene Training können dabei helfen, innere Spannungen abzubauen und Stresssymptome wie eine verkrampfte Atmung zu bekämpfen.

Heuschnupfenallergiker haben ein erhöhtes Risiko, dass sich ihre Allergie mit der Zeit zu Asthma verschlimmert. Deshalb sollte man eine Überempfindlichkeit gegen Gräser- und Blütenpollen nicht auf die leichte Schulter nehmen und zusätzliche Belastungen der Atemwege, z. B. durch Rauchen, vermeiden.

Blasenentzündung, Blasenkatarrh

Blasenentzündungen und Blasenkatarrhe sind Erkrankungen, von denen besonders häufig Frauen betroffen sind. Sie entstehen, wenn es zu Infektionen des Harns mit Krankheitskeimen kommt. Blasenentzündungen äußern sich durch Schmerzen und einen vermehrten Harndrang bei gleichzeitig nur geringer Urinmenge. Um Komplikationen zu vermeiden, sollte man eine Blasenentzündung nicht auf die leichte Schulter nehmen, sondern immer, wenn die Beschwerden nicht nach ein bis zwei Tagen wieder verschwunden sind, zum Arzt oder Heilpraktiker gehen.

Dennoch müssen leichtere Blasenentzündungen natürlich nicht immer gleich mit starken Antibiotika bekämpft werden. Oft genügt die Einnahme von Lapachotee, der ein natürliches Antibiotikum darstellt, um die Selbstheilungskräfte des Körpers zu aktivieren, so dass auf Medikamente verzichtet werden kann.

> Die beste Schmerzlinderung einer Blasenentzündung bewirkt immer noch das alte Rezept, so viel wie irgend möglich zu trinken, um die Harnwege durchzuspülen. Vermeiden Sie aber koffeinhaltige Getränke und Wein, da deren Inhaltsstoffe eher noch mehr reizen.

Behandlung mit Lapacho

▶ Trinken Sie mehrere Tage lang täglich 1 Liter Lapachotee, und zwar zwischen den Mahlzeiten. Fügen Sie 1 großen Tasse Tee den Saft von 1/2 Zitrone bei. Da es bei Blasenentzündungen wichtig ist, genug Flüssigkeit zu sich zu nehmen, sollten Sie neben Lapachotee auch viel Mineralwasser trinken.

▶ Führen Sie täglich ein warmes Lapachositzbad durch. Je höher die Wassertemperatur, desto besser. Die jeweilige Badedauer sollte mindestens 10 Minuten betragen.

Was zusätzlich hilft

Stellen Sie Ihre Ernährung auf eine vitaminreiche Kost um, und legen Sie nach Möglichkeit einige Obst- und Milchtage ein. Achten Sie ferner darauf, den Unterleibsbereich warm zu halten. Neben Wärmflaschen haben sich hier besonders die in der Apotheke erhältlichen Heublumen- oder Leinsamenpackungen bewährt. Bevorzugen Sie Unterwäsche aus luftdurchlässigen Naturfasern, und verzichten Sie auf Binden oder Slipeinlagen mit eingearbeiteten Kunststofffolien.

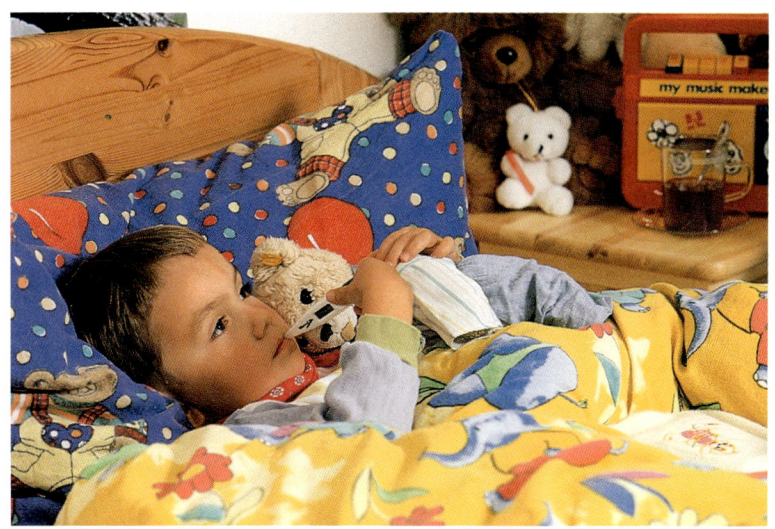

Bronchitis

Besonders in Grippezeiten tritt die Bronchitis – eine Entzündung der Bronchien, die vorwiegend durch Viren oder Bakterien ausgelöst wird – relativ häufig auf. Neben Fieber und schmerzhaftem Husten mit zu Beginn meist nur sehr geringem Auswurf kommt es zu Abgeschlagenheit und allgemeinem Krankheitsgefühl. Nicht nur Mikroorganismen, auch die immer schlechter werdende Luftqualität und das Rauchen können die Entstehung einer Bronchitis begünstigen.

Behandlung mit Lapacho

▶ Um das Immunsystem zu aktivieren und die Keime abzutöten, trinken Sie einige Tage lang 1 Liter Lapachotee täglich. Verteilen Sie diese Menge auf 3 Portionen, die Sie zwischen den Mahlzeiten zu sich nehmen – jeweils mit dem Saft von 1/2 Zitrone versetzt. Nehmen Sie außerdem 3-mal täglich jeweils 10 Tropfen Lapachoelixier mit etwas Flüssigkeit zu den Mahlzeiten ein.

▶ Um die Heilung zu fördern, sollten Sie 2-mal täglich 10 Minuten lang ein Dampfbad durchführen. Gießen Sie dazu möglichst heißen Lapachotee in eine Schüssel, und atmen Sie die Dämpfe intensiv ein.

Bei einer Bronchitis ist es wichtig, die gereizten Atemwege nicht durch trockene, staubige Luft zusätzlich zu belasten. Gegen die austrocknende Wirkung der Zentralheizung im Winter helfen Wasserschalen auf den Heizkörpern, elektrische Luftbefeuchter und auch üppige Zimmerpflanzen.

Was zusätzlich hilft

Verzichten Sie bei akuter oder chronischer Bronchitis auf das Rauchen, um die feinen Verästelungen der Bronchien nicht noch zusätzlich zu belasten. Halten Sie sich warm, und sorgen Sie für eine vollwertige, vitaminreiche Kost.

Candida-albicans-Infektionen

Wenn Sie unter hartnäckig wiederkehrenden Pilzinfektionen leiden, sollten Sie sich umfassend über Behandlungsmethoden und die richtige Ernährungsweise informieren. Im Südwest Verlag ist zum Thema der Ratgeber von Gaby Guzek und Elisabeth Lange: »Pilze im Körper – krank ohne Grund?« erschienen.

Immer mehr Menschen klagen heutzutage über Beschwerden wie Müdigkeit, Erschöpfung, Verdauungsprobleme, Migräne, Menstruationsbeschwerden, Herzprobleme, Asthma oder Allergien. Gelegentlich sind hierfür Pilzerkrankungen – vor allem Candida-albicans-Infektionen – verantwortlich zu machen. Umweltgifte, Stress, Antibiotikabehandlungen, künstliche Farb- und Konservierungsmittel in der Nahrung, aber auch übermäßiger Zuckergenuss schwächen unser Immunsystem. Pilze gehören natürlicherweise zu einer gesunden Darmflora. Erst wenn das Immunsystem geschwächt oder durch bestimmte Faktoren gestört wird, kann es zu einer krank machenden Überwucherung des Darms mit Pilzen kommen.

Candida albicans ist ein aggressiver Hefepilz, der die Haut (z. B. Windelsoor beim Säugling) und die Schleimhäute befallen kann. Einige Candidaarten schädigen die Nerven und belasten die Leber. Andere wirken sich wie Hormone aus und bringen das natürliche hormonelle Gleichgewicht durcheinander.

In Südamerika wird Lapachotee seit langem erfolgreich gegen Candidainfektionen eingesetzt, da er fungizide (pilztötende) Wirkstoffe enthält und den Organismus auf sanfte Weise entgiftet.

Behandlung mit Lapacho

▶ Nehmen Sie über mehrere Monate 3-mal täglich jeweils 10 Tropfen Lapachoelixier mit etwas Flüssigkeit zu den Mahlzeiten ein.

▶ Führen Sie außerdem die große Lapachokur durch, bei der Sie 4 Wochen lang täglich 1 Liter Lapachotee zwischen den Mahlzeiten trinken, 4 Wochen pausieren und dann nochmals 4 Wochen lang 1 Liter Tee am Tag zu sich nehmen.

Was zusätzlich hilft

Nur mit einer ganzheitlichen Behandlung kann eine Candidainfektion wirklich geheilt werden. Mit Hilfe Ihres Heilpraktikers oder eines naturheilkundlich orientierten Arztes sollten Sie Ihre Ernährung umstellen und eine Entgiftung des Darms und des Bluts einleiten. Meist müssen auch Tabletten genommen werden, die zum Glück aber sehr gut verträglich und dabei äußerst wirksam sind.

Darminfektionen, Darmkatarrhe

Darminfektionen und –katarrhe können sowohl durch Ernährungsfehler und Nahrungsmittelvergiftungen als auch durch Bakterien-, Viren- und Pilzinfektionen hervorgerufen werden. Zu den typischen Symptomen zählen Durchfall und kolikartige Bauchschmerzen.

Der starke Flüssigkeits- und Mineralienverlust, der durch die Durchfälle entsteht, kann durch den mineralstoffreichen Lapachotee gut ausgeglichen werden. Anhaltende Durchfälle sollten stets sehr ernst genommen werden, da besonders auf Auslandsreisen auch ernste Infektionen Auslöser sein können. Kleine Kinder müssen rechtzeitig ärztlich behandelt werden, da Durchfälle ihren Organismus sehr rasch schwächen.

Lapachotee fördert die Heilung von Darmkatarrhen, unabhängig davon, ob sie durch Bakterien, Viren, Pilze oder Allergien hervorgerufen wurden.

Bei leichteren Durchfällen hilft recht gut die bei Kindern beliebte Diät mit Salzstangen und Colagetränken. Wenn die Symptome aber länger als einen Tag anhalten und von heftigem Erbrechen begleitet sind, muss schleunigst ein Arzt zurate gezogen werden.

Behandlung mit Lapacho

▶ Während der Erkrankung sollten Sie täglich mindestens 2 bis 3 Liter Flüssigkeit zu sich nehmen. Am besten mischen Sie dazu Lapachotee mit Mineralwasser, und zwar im Verhältnis 1:1.

▶ Gießen Sie etwa 1/2 Liter frisch gekochten Lapachotee in eine Schüssel. Lassen Sie den Tee ein wenig abkühlen. Tauchen Sie dann ein grobes Leinentuch in die Schüssel, und wringen Sie es leicht aus. Legen Sie das feuchtwarme Tuch etwa 20 Minuten lang auf den Bauchbereich. Dabei sollte das feuchte Tuch mit einem trockenen Handtuch und einer Wolldecke abgedeckt werden.

Ekzeme

Ekzeme sind Hautreaktionen in Form von Rötungen, Schwellungen oder nässenden Bläschen, die zuweilen starken Juckreiz hervorrufen können. Zahlreiche Ursachen kommen infrage. Dazu gehören beispielsweise Allergien, Stoffwechselstörungen, zu starke Sonnenbestrahlung und chemische Substanzen (Kontaktekzeme). Aber auch Stress und Ernährungsfehler können bei der Bildung von Ekzemen eine Rolle spielen.

Immer häufiger führt auch übertriebene Hygiene zu Hautekzemen. Mehrmaliges tägliches Waschen mit Seife oder den noch stärker austrocknenden Syndets bewirken eine tiefe Entfettung und stören das Mikroklima der Hautoberfläche so nachhaltig, dass sie äußerst empfindlich gegen schädliche Einflüsse wird.

Behandlung mit Lapacho

▶ Vor allem bei chronischen Ekzemen empfiehlt es sich, über mehrere Monate hinweg 3-mal täglich jeweils 10 Tropfen Lapachoelixier mit etwas Flüssigkeit zu den Mahlzeiten einzunehmen.

▶ Darüber hinaus sollten Sie bei hartnäckigen Ekzemen die große Lapachokur durchführen, bei der Sie im ersten Monat täglich 1 Liter Lapachotee über den Tag verteilt trinken, im zweiten Monat pausieren und im dritten wieder 1 Liter Tee am Tag trinken.

▶ Behandeln Sie Ekzeme regelmäßig mit einer hautpflegenden Salbe aus der Apotheke. Geben Sie eine kleine Menge der Salbe in Ihre Handfläche, und fügen Sie 5 Tropfen Lapachoelixier hinzu. Tragen Sie diese Salbe mehrmals täglich dünn auf die betroffenen Hautbereiche auf.

▶ Für ein warmes Vollbad benötigen Sie 1 Liter kräftigen Lapachosud, den Sie mit 2 Esslöffeln süßer Sahne oder einem hautpflegenden Öl vermischen sollten, bevor Sie ihn ins Badewasser gießen. Baden Sie regelmäßig etwa 15 bis 20 Minuten lang.

Was zusätzlich hilft

Sowohl bei allergischen als auch bei ernährungsbedingten Ekzemen sollten Sie immer dafür sorgen, dass die auslösenden Ursachen beseitigt werden. Bevor Sie kortisonhaltige Präparate verwenden (die jedoch in manchen Fällen wirklich unumgänglich sind), sollten Sie einer ganzheitlichen Behandlung mit einer vitaminreichen Ernährung, viel Bewegung an der frischen Luft, Massagen, Entspannungsübungen, Kaltwasseranwendungen und Lapachotee eine Chance geben.

Auf Dauer gesehen ist eine solche Behandlung wesentlich aussichtsreicher als die schnelle, aber meist nur kurzfristige Beseitigung der Symptome durch synthetische Medikamente.

Fieber

Fieber ist keine Erkrankung, sondern ein natürlicher Regulationsmechanismus unseres Körpers. Durch die erhöhte Körpertemperatur haben Mikroorganismen wie Bakterien und Viren eine erheblich schlechtere Überlebenschance.
Gleichzeitig können Giftstoffe leichter ausgeschieden werden. Fieber sollte nicht immer gleich mit Medikamenten unterdrückt werden, denn gefährlich wird Fieber erst, wenn es 40 °C übersteigt oder eine Neigung zu Fieberkrämpfen besteht.

Behandlung mit Lapacho
▶ Nehmen Sie ausreichend Flüssigkeit zu sich. Mischen Sie 1 Liter Lapachotee mit 1 Liter Mineralwasser. Trinken Sie diese Mischung in mehreren Portionen über den Tag verteilt. Um den Heileffekt zu verbessern, können Sie den Saft von 1 Zitrone hinzufügen. Die »Lapachoschorle« sollte kalt oder lauwarm getrunken werden.
▶ Eines der ältesten Hausmittel zur Fiebersenkung ist der Wadenwickel. Auch Wadenwickel können mit Lapacho angefertigt werden. Tauchen Sie dazu einfach 2 Frottiertücher in eine Mischung aus 1 Liter kaltem Wasser und 1/2 Liter abgekühltem Lapachotee. Umwickeln Sie die Unterschenkel mit den Tüchern. Legen Sie über die feuchten Tücher trockene Tücher, und lassen Sie den Wadenwickel 15 Minuten lang einwirken.

Was zusätzlich hilft
Bei Fieber ist immer Bettruhe einzuhalten. Darüber hinaus sollten Sie sich während der Erkrankung eine leichte, vitaminreiche Kost gönnen. Falls Sie keinen Appetit haben, können Sie auch einige Tage fasten, sollten dann aber unbedingt reichlich trinken, um dem Körper das Schwitzen zu erleichtern und verlorene Flüssigkeit zu ersetzen.

Bewährte Hausmittel bei fieberhaften Erkrankungen sind auch Linden- und Holunderblütentee (oder auch Fliedertee). Die ätherischen Öle dieser Blüten wirken schweißtreibend und setzen die natürlichen Kühlmechanismen des Körpers in Gang.

Fußbäder mit Lapacho zeigen bei Fußpilz ihre Wirkung. Reiben Sie die betroffenen Stellen nach dem Bad zusätzlich mit einer das Pilzwachstum hemmenden Creme oder Lösung – z.B. Teebaumöl – ein. So steigern Sie den Heilungsprozess.

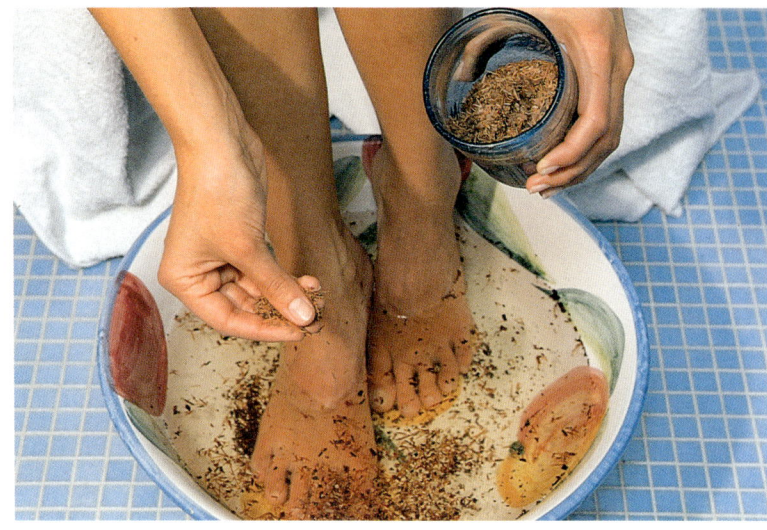

Besonders viel Ausdauer erfordert die Behandlung von Nagelpilzen, die vorwiegend an den Fußnägeln auftreten und sich durch gelbliche Verfärbungen und Brüchigkeit des Hornmaterials zeigen. Mit einem speziellen Lack und manchmal auch medikamentös muss die Therapie bis zum völligen Herauswachsen der befallenen Nägel durchgehalten werden.

Fuß- und Hautpilzerkrankungen

Abgesehen von den bereits erwähnten Candida-albicans-Erkrankungen können auch andere Hefepilze zu Infektionen der Haut führen, die als Dermatomykosen bezeichnet werden. Gerade im feuchtwarmen Klima des Genital- und Analbereichs, aber auch in den Achselhöhlen können Pilze sich schnell ausbreiten.

Zu den häufigsten Hautpilzerkrankungen zählt der Fußpilz, der zwischen den Zehen oder an den Fußsohlen auftritt, wo er Rötungen und Hautjucken verursacht. Fußpilz ist an sich relativ harmlos, jedoch sehr ansteckend.

Durch seine entzündungshemmenden und pilzabtötenden (fungiziden) Wirkungen, zählt Lapacho zu den besten Naturheilmitteln gegen Pilzerkrankungen der Haut.

Behandlung mit Lapacho

▶ Wenn Sie unter Fußpilz leiden, sollten Sie täglich ein Fußbad nehmen. Geben Sie dazu 1/2 Liter starken Lapachosud in eine mit heißem Wasser gefüllte Schüssel, und baden Sie Ihre Füße für ca. 15 Minuten darin.

▶ Für die Behandlung von Hautpilzerkrankungen haben sich insbesondere Lapachobäder gut bewährt. Baden Sie 2- bis 3-mal wöchentlich. Die Dauer des Bades sollte nicht mehr als 15 bis 20 Minuten betragen.

▶ Vor allem bei Juckreiz sollten Sie die befallenen Hautbereiche 2- bis 3-mal täglich mit einigen Tropfen Lapachoelixier, die Sie am besten auf ein Wattebäuschchen träufeln, betupfen.

▶ Nur ein gut funktionierendes Immunsystem kann uns vor Pilzinfektionen bewahren. Um die Abwehrkräfte zu steigern, sollten Sie regelmäßig 1 bis 2 Tassen Lapachotee am Tag zu sich nehmen.

Was zusätzlich hilft

Wenn Sie zu Pilzerkrankungen neigen, sollten Sie für eine gute Hautatmung sorgen. Tragen Sie möglichst atmungsaktive Kleidung aus Naturfasern, meiden Sie das Tragen von Gummistiefeln und Turnschuhen, und gönnen Sie sich immer wieder mal ein Sonnen- oder Luftbad. Achten Sie auf Hygiene, damit Sie nicht Ihre Familienmitglieder anstecken. Bei akuten Pilzerkrankungen sind öffentliche Nassräume wie Saunen oder Schwimmbäder zu meiden.

Grippe

Im Gegensatz zu gewöhnlichen Erkältungen oder grippalen Infekten, ist die »echte« Grippe (Influenza) eine ernst zu nehmende Erkrankung. Die Grippe ist eine ansteckende Infektionskrankheit, die durch Viren übertragen wird, und die ganze Landstriche heimsuchen kann.
Die Infektion erfolgt durch Tröpfchen, d. h. keimhaltige kleine Tropfen z. B. beim Husten oder Niesen, und verursacht Glieder- und Kopfschmerzen, Fieber, Husten, Halsschmerzen und Heiserkeit. Ferner kann es bei der Grippe auch zu Durchfall, Erbrechen, Kreislaufschwäche und Benommenheit kommen. Wegen der Gefahr möglicher Komplikationen ist bei jeder schweren Grippe ein Arzt hinzuzuziehen. Aufgrund seiner das Immunsystem stärkenden und virentötenden Eigenschaften ist Lapacho für die unterstützende Behandlung der Grippe ein ideales Mittel.

Fußpilze lieben zwar die feuchte Wärme von Schwimmbädern, aber sie setzen sich nur auf vorgeschädigter Haut bzw. bei geschwächten Abwehrkräften fest. Es macht also nicht viel Sinn, den überall vorhandenen Pilzen aus dem Weg zu gehen. Besser ist es, die Füße und Nägel zu pflegen und für eine gute Durchblutung und eine intakte Körperabwehr zu sorgen.

Behandlung mit Lapacho

▶ Stärken Sie Ihre Abwehrkräfte, indem Sie mindestens 3 bis 4 Wochen lang täglich 1 Liter Lapachotee mit Zitronensaft trinken.

▶ Nehmen Sie außerdem 3- bis 4-mal täglich jeweils 10 Tropfen Lapachoelixier mit etwas Flüssigkeit ein.

▶ Vor allem, wenn bei der Grippe auch die Atmungsorgane betroffen sind, sollten Sie 2-mal täglich ein Lapachodampfbad durchführen.

▶ Auch heiße Lapachobäder können dazu beitragen, die Heilung zu fördern und das Wohlbefinden zu erhöhen.

Was zusätzlich hilft

Achten Sie auf strenge Bettruhe, halten Sie sich warm, und nehmen Sie viel Flüssigkeit zu sich, indem Sie neben Lapachotee auch andere Tees sowie Mineralwasser trinken. Vorbeugend sollten Sie Ihr Immunsystem bei Grippeepidemien stärken, indem Sie täglich Lapachotee und Vitamin C in Form von frischem Obst und Salaten zu sich nehmen. Gut bewährt hat sich ein morgendliches Glas frisch gepresster Orangensaft, der sowohl die Abwehrkräfte als auch Ihr allgemeines körperliches Wohlbefinden steigert. Darüber hinaus sollten große Menschenansammlungen möglichst gemieden werden, die Ansteckungsgefahr ist hier deutlich erhöht.

Ein heißes Lapachobad sollten Sie bei einer schweren Grippe nur in Absprache mit dem Arzt und nicht allein durchführen. Es könnte für Ihren Kreislauf zu belastend sein.

Linderung bei Halsschmerzen

▶ Bei Mandel- und Halsentzündungen sollten Sie weder rauchen noch alkoholische Getränke zu sich nehmen.

▶ Machen Sie warme Halswickel: Tauchen Sie dazu ein Leinentuch in nicht zu heißen Lapachotee, wringen Sie das Tuch gut aus, und wickeln Sie es vorsichtig um den Halsbereich.

▶ Ein besonders bei Kindern geschätztes schmerzlinderndes Mittel bei Mandelentzündungen ist ein großes Eis – bitte kein Fruchteis, die Säure würde die Reizung noch verstärken.

▶ Sorgen Sie in geheizten Räumen für eine hohe Luftfeuchtigkeit, da trockene Luft die Schleimhaut noch mehr reizt.

Halsschmerzen, Mandelentzündung

Oft treten Halsschmerzen als Begleiterscheinung einer Erkältung auf. Aber auch bei Rauchern und Menschen, die viel sprechen müssen, kommen Halsschmerzen relativ häufig vor, wenngleich diese meist auch schnell wieder vergehen.

Die Schmerzen können recht lästig werden, vor allem dann, wenn sie durch eine Hals- oder Mandelentzündung (Angina tonsillaris) verursacht werden. Bei einer Halsentzündung ist die Rachenschleimhaut stark entzündet, so dass es neben den Schmerzen auch zu Schluckbeschwerden kommen kann.

Ebenso wie eine Halsentzündung kann auch eine Mandelentzündung während oder nach einer Erkältung auftreten. Sie wird meist durch eine Infektion mit Bakterien ausgelöst, eine normale Halsentzündung ist vorwiegend viraler Natur. Bei der Mandelentzündung sind die Gaumenmandeln geschwollen. Die schmerzlindernden, abschwellenden und leicht desinfizierenden Wirkungen des Lapachotees können Halsschmerzen schnell zum Verschwinden bringen.

Behandlung mit Lapacho

▶ Besonders gute Wirkungen werden mit folgender Mischung erzielt: Rühren Sie in 1 Tasse lauwarmen Lapachotee 1 Esslöffel Kieselsäurebalsam (aus der Apotheke) ein. Gurgeln Sie mehrmals täglich mit dieser Lapacho-Kieselsäure-Mischung.

▶ Nehmen Sie 3-mal täglich jeweils 10 Tropfen Lapachoelixier mit etwas Flüssigkeit ein, und zwar möglichst zu den Hauptmahlzeiten.

Meiden Sie bei einer Halsentzündung stark gewürzte sowie sehr heiße Speisen und Getränke. Gut gekühlter Lapachotee, ohne Zitrone und möglichst nicht oder nur schwach gesüßt, lindert die Schmerzen.

Hämorrhoidalbeschwerden

Jeder Erwachsene hat Hämorrhoiden. Sie sind ein durch Arterien versorgtes Gefäßpolster unter der Schleimhaut des Analbereichs. Eine Drucksteigerung im Mastdarm (z. B. bei Schwangerschaft, Übergewicht) oder starkes Pressen beim Stuhlgang führt zu einer Blutstauung in dem Hämorrhoidalpolster. Dadurch kann es zu kleinen Schleimhauteinrissen, Blutungen und Reizungen der Schleimhaut kommen.

Zu den häufigsten und zugleich lästigsten Beschwerden eines Hämorrhoidalleidens gehören Jucken und Brennen im Afterbereich. Später kann es zu Schmerzen und Sitzbeschwerden kommen. Zu den Ursachen dieses typischen Zivilisationsleidens zählen Verstopfung und Übergewicht infolge sitzender Lebensweise und des damit verbundenen Bewegungsmangels, ballaststoffarme Ernährung und Missbrauch von Abführmitteln.

Gerade bei Hämorrhoiden empfehlen sich die Lapachoanwendungen ganz besonders, denn sie wirken nicht nur schmerzlindernd, sondern sie hemmen auch Entzündungen.

Behandlung mit Lapacho

▶ Nehmen Sie 1-mal täglich ein Lapachositzbad, dem Sie 2 Esslöffel Sahne beifügen. Die Dauer des Sitzbads sollte mindestens 10 Minuten betragen.

▶ Tränken Sie eine kleine Mullbinde mit kaltem Lapachotee. Alternativ können Sie auch einen sauberen Waschlappen verwenden. Legen Sie die leicht ausgewrungene Binde bzw. den Waschlappen zwischen die Gesäßhälften, und lassen Sie das Ganze dort für mindestens 10 Minuten einwirken. Am besten wiederholen Sie diese Anwendung 2- bis 3-mal täglich.

▶ Nachdem Sie den Afterbereich behutsam gereinigt haben, wozu Sie vorzugsweise einen in kaltem Lapachotee getränkten Waschlappen benützen, können Sie die schmerzenden Stellen mit einer wundheilenden Salbe pflegen. Geben Sie auf 1 Esslöffel Salbe etwa 3 bis 4 Tropfen Lapachoelixier, und cremen Sie die betroffenen Bereiche mehrmals täglich vorsichtig mit dieser Mischung ein.

Was zusätzlich hilft

Beugen Sie einem Hämorrhoidalleiden vor, indem Sie viel Frischkost und Vollkornprodukte zu sich nehmen. Außerdem sollten Sie unbedingt auf Abführmittel verzichten. Bringen Sie die Verdauung lieber mit einer Entschlackungskur wieder in Schwung, und gönnen Sie sich täglich möglichst viel Bewegung an der frischen Luft, beispielsweise in Form von Spaziergängen.

Sehr rasch helfen bei Hämorrhoidalleiden kortisonhaltige Salben, nur ist der Effekt meist nicht von Dauer. Wegen der hautschädigenden Nebenwirkungen dürfen sie nur kurzzeitig angewendet werden. Nehmen Sie zur Dauerbehandlung besser eine einfache, zinkhaltige Heilpaste.

Hautentzündung (Dermatitis)

Dermatitis ist die Bezeichnung für eine entzündliche Reaktion der Haut auf die unterschiedlichsten Faktoren: z.B. chemische oder physikalische Reize, Krankheitskeime oder Parasiten. Eine Dermatitis kann aber auch im Rahmen einer anderen Hauterkrankung (z.B. Neurodermitis, Schuppenflechte) auftreten, wobei hier häufig Allergien die Auslöser sind. Lapachotee ist ein erprobtes Naturheilmittel, das helfen kann, lästige Beschwerden wie Schwellungen, Rötungen, Bläschenbildungen und Juckreiz schnell zu beseitigen.

Behandlung mit Lapacho

▶ Vor allem dann, wenn den Hautausschlägen allergische Reaktionen zugrunde liegen, sollten Sie die große Lapachokur durchführen. Dazu trinken Sie 4 Wochen lang täglich 1 Liter Lapachotee zwischen den Mahlzeiten, pausieren Sie 4 Wochen, und trinken Sie dann wieder 4 Wochen lang 1 Liter Tee am Tag.

▶ Nehmen Sie zusätzlich über einen längeren Zeitraum 3-mal täglich je 10 Tropfen Lapachoelixier zu den Mahlzeiten ein.

▶ Auch mit Lapachobädern können Sie Hautentzündungen in den Griff bekommen. Geben Sie 1 Liter starken Lapachosud auf 1 Badewannenfüllung mit warmem Wasser, und fügen Sie dem Bad etwas frische Sahne oder 1 bis 2 Esslöffel Öl hinzu. Die Badedauer sollte etwa 15 Minuten betragen.

▶ Vermischen Sie 5 Tropfen Lapachoelixier mit 1 Esslöffel kaltgepresstem Avocado- oder Jojobaöl, und ölen Sie die betroffenen Hautbereiche mit dieser Mischung mehrmals täglich dünn ein, und zwar vor allem nach dem Baden oder Duschen.

Was zusätzlich hilft

Bei empfindlicher Haut und Dermatitis sollten Sie niemals aggressive Seifen, sondern lieber pH-neutrale Waschprodukte verwenden. Zusammen mit Ihrem Arzt oder Heilpraktiker sollten Sie vor allem bei chronischen Hautausschlägen immer versuchen, die wirklichen Ursachen zu erforschen, um abzuklären, ob möglicherweise eine Allergie

Da die modernen pH-neutralen Waschprodukte zwar den Säureschutzmantel der Haut schonen, aber andererseits stärker entfetten als Seife, sollten Sie bei einer entzündeten Haut nicht irgendein Syndet wählen, sondern sich vom Hautarzt oder Apotheker ein besonders mildes, mit rückfettenden Substanzen versehenes Präparat empfehlen lassen.

vorliegt. Da Hauterkrankungen oft auch durch seelische Probleme verursacht bzw. verstärkt werden können, sollten Sie sich um einen ausgeglichenen psychischen Zustand bemühen, indem Sie beispielsweise Entspannungsmethoden wie autogenes Training, Yoga, progressive Muskelrelaxation nach Jacobson u. Ä. erlernen.

Kopfschmerzen

Kopfschmerzen können viele Ursachen haben. Einerseits treten sie oft in Verbindung mit Infektionskrankheiten wie Grippe und Erkältungen auf, andererseits können Sie auch die Folge von Muskelverspannungen, übermüdeten Augen und Stress sein. Aber auch durch Fehlernährung und einen Mangel an Vitaminen sowie Mineralstoffen und Spurenelementen können Kopfschmerzen begünstigt werden.

Behandlung mit Lapacho

▶ Neben einer ausgewogenen Ernährung, bei der auf Genussgifte weitgehend verzichtet werden sollte, kann die regelmäßige Einnahme des Lapachotees dazu beitragen, Mangelzustände zu beheben und Giftstoffe auszuscheiden.

▶ Bei akuten Kopfschmerzen sollten Sie ein Dampfbad mit Lapacho durchführen und die Dämpfe mindestens 10 Minuten lang inhalieren.

▶ Wenn Ihre Kopfschmerzen durch Muskelverspannungen hervorgerufen werden, wirken kräftige Selbstmassagen der Schulter- und Nackenpartie oft Wunder. Um die durchblutungsfördernden Wirkungen zu erhöhen, sollten Sie 1 Esslöffel hochwertiges Sesamöl, das Sie zuvor im Wasserbad ein wenig anwärmen, mit 5 Tropfen Lapachoelixier vermischen und für die Massage verwenden.

Was zusätzlich hilft

Falls Sie unter chronischen oder häufig wiederkehrenden Kopfschmerzen leiden, sollten Sie dafür sorgen, dass Ihr Körper mit allen lebensnotwendigen Mineralstoffen und Spurenelementen versorgt wird. Oft genügt es, immer wieder einmal für frische Luft zu sorgen und sich ein wenig zu bewegen und zu strecken, um Kopfschmerzen vorzubeugen.

Auch starke Düfte können Kopfschmerzen auslösen. Vermeiden Sie bei Empfindlichkeit schwere Parfüms, stark duftende Zimmerpflanzen oder den intensiven Einsatz von Duftlampen mit ätherischen Ölen oder synthetischen Duftkompositionen.

Damit die Augen nicht überanstrengt werden, sollten Sie auf eine optimale Einstellung Ihres Computerbildschirms achten. Vermeiden Sie es außerdem, zu nahe vor dem Fernseher zu sitzen oder bei schlechter Beleuchtung zu lesen.

Tip Falls Ihre Kopfschmerzen mit überanstrengten Augen in Verbindung stehen, können Sie 2 Wattebäuschchen in 1 Tasse kalten Lapachotee eintauchen und sie für 15 Minuten auf die geschlossenen Augenlider legen.

Krampfadern

Krampfadern deuten oft auf eine Venenschwäche hin. Die erweiterten, knotenförmigen Blutadern, die meist an den Beinen auftreten, zeigen, dass das venöse Blut nicht mehr ohne weiteres zum Herzen befördert werden kann, sondern in den Beinvenen versackt und so auf Dauer zu den Erweiterungen der Venen führt. Als Ursachen kommen neben genetischen Faktoren und Stoffwechselstörungen vor allem Bewegungsmangel – d. h. zu langes Stehen oder Sitzen –, zu enge Bekleidung und hormonelle Veränderungen (z. B. während der Schwangerschaft) infrage. Die Gefahr, dass Krampfadern auftreten, wächst mit zunehmendem Alter.

Durch Lapachoanwendungen kann es vermieden werden, dass Krampfadern zu Schmerzen, Entzündungen und Unterschenkelgeschwüren führen.

Vermeiden Sie bei Krampfadern alles, was das Blut in den Venen staut: Tragen Sie keine Kniestrümpfe mit einschnürenden Rändern, und schlagen Sie im Sitzen nicht die Beine übereinander. Günstig sind dagegen gymnastische Übungen, Radfahren oder kräftiges wechselweises Anziehen und Ausstrecken der Zehenspitzen im Liegen.

Behandlung mit Lapacho

▶ Massieren Sie die betroffenen Bereiche 2-mal täglich mit einer hautpflegenden Salbe, die Sie mit Lapachoelixier anreichern. Schon 5 Tropfen Lapachoelixier auf 1 Esslöffel Salbe genügen. Kneten Sie nicht, sondern streichen Sie die Beine sanft nach oben aus.

▶ Tauchen Sie einen Waschlappen in kalten Lapachotee, wringen Sie ihn nur leicht aus, und waschen Sie die Beine von den Füßen ausgehend in Richtung Hüften, also von unten nach oben, ab. Wenden Sie diese Teewaschung mindestens 1-mal täglich an – am besten morgens nach dem Aufstehen.

▼ Kalte Beinwickel mit Lapacho wirken besonders gut gegen durch Krampfadern verursachte Schmerzen und Schwellungen in den Beinen. Dazu benötigen Sie 2 Baumwollhandtücher, die Sie in kalten Lapachotee eintauchen. Wringen Sie die Tücher aus, und umwickeln Sie Ihre Beine damit. Legen Sie anschließend noch 2 trockene Handtücher um die feuchten Tücher. Die besten Effekte werden erzielt, wenn Sie die Beinwickel während der gesamten Nachtruhe einwirken lassen.

Magenbeschwerden

Neuerdings wurden Bakterien entdeckt, die chronische Magenschleimhautentzündungen und Magengeschwüre verursachen. Unabhängig vom auslösenden Faktor ist aber offensichtlich, dass seelische Anspannung die Symptome verschlimmert.

Es gibt viele unterschiedliche Ursachen für Magenbeschwerden. Reizungen und Entzündungen der Magenschleimhaut können u. a. durch Lebensmittelvergiftungen, übermäßigen Stress und psychische Belastungen oder falsche Ernährungsgewohnheiten auftreten.

So führt beispielsweise der Konsum sehr fetthaltiger Speisen und starker Alkoholika zu einem Überschuss an Magensäure und damit häufig zu lästigem Sodbrennen, unangenehmem Aufstoßen und Magenschmerzen. Krankheitserreger wie Kolibakterien und Salmonellen sind oftmals Auslöser einer Magen-Darm-Infektion mit Magenschmerzen, Übelkeit und Durchfall.

Lapacho ist ein sehr magenfreundliches Naturheilmittel. Sein hoher Mineralstoffgehalt trägt dazu bei, Schleimhautreizungen zum Abklingen zu bringen. Auch bei infektiösen Magenerkrankungen können lästige Beschwerden durch die antibakteriellen Eigenschaften des Tees schnell gelindert werden.

Behandlung mit Lapacho

▼ Bei chronischen Magenleiden sollten Sie sich dazu entschließen, die große Lapachokur durchzuführen. Trinken Sie dazu 1 Monat lang täglich 1 Liter Tee, pausieren Sie 1 Monat, und trinken Sie im dritten Monat nochmals 1 Liter Lapachotee pro Tag, und zwar zwischen den Mahlzeiten.

▼ Bei akuten Beschwerden genügt es oft, 3 bis 4 Tage lang 1 Liter Lapachotee über den Tag verteilt einzunehmen. Trinken Sie den Lapachotee bei Magenproblemen jedoch nie zu heiß.

▶ Bei Sodbrennen und nach allzu reichhaltigen Mahlzeiten oder auch nach übermäßigem Alkoholgenuss sollten Sie unbedingt einmal folgendes Rezept ausprobieren: Sie benötigen 1/2 Liter kalten Lapachotee und 1 Esslöffel Kieselsäurebalsam (für die innerliche Anwendung; aus der Apotheke oder dem Reformhaus). Bei den ersten Anzeichen der Beschwerden trinken Sie diese Mischung in kleinen Schlucken.

Was zusätzlich hilft

Wer einen empfindlichen Magen hat, sollte natürlich auf Reizstoffe in Form von starken Alkoholika, Koffein, Nikotin und scharfen Gewürzen verzichten und sich ausgewogen ernähren. Da Magenbeschwerden häufig auch eine psychische Ursache haben, ist es sinnvoll, Stress abzubauen, indem Sie beispielsweise Entspannungsübungen oder meditative Techniken erlernen.

Neurodermitis

Bei der Neurodermitis (atopische Dermatitis) handelt es sich vermutlich um eine teils durch Umweltbelastungen, teils durch erbliche Faktoren verursachte Hauterkrankung (die exakten Ursachen sind noch nicht vollständig bekannt). Die Betroffenen leiden unter starkem Juckreiz und Hautentzündungen mit Rötung, Schuppung, Nässen und Krustenbildung. Die Haut ist meist extrem trocken. Darüber hinaus treten oft auch allergische Beschwerden in Form von Heuschnupfen, Bindehautentzündungen oder Bronchialasthma auf.
Nahrungsmittelallergien, z.B. gegen Milchprodukte oder Zitrusfrüchte, Allergien gegen Hausstaub und Tierhaare sowie seelische Probleme kommen als mitverursachende Faktoren in Betracht. Die Neurodermitis beginnt meist im Kleinkindalter, allerdings sind inzwischen auch immer häufiger Ersterkrankungen im Erwachsenenalter festzustellen.
Um die lästigen Beschwerden zu beseitigen, werden bei Neurodermitis oft Kortisonsalben verschrieben. Leider ist der Behandlungserfolg hier jedoch meist nur kurzfristig. Viele Betroffene, die sich zum Teil auch in Selbsthilfegruppen organisieren, haben die Erfahrung gemacht, dass eine ganzheitliche Behandlung nach einiger Zeit zu vollkomme-

Säuglinge, die von der Hautkrankheit Milchschorf betroffen sind, haben ein besonders hohes Risiko, eine Neurodermitis zu entwickeln. Viele Hautärzte betrachten den Milchschorf sogar als eine Frühform dieser Krankheit.

ner Beschwerdefreiheit führen kann. Dazu gehören: eine radikale Ernährungsumstellung, Entspannungsübungen und die Anwendung homöopathischer und pflanzlicher Naturheilmittel.

Wie Fallbeispiele aus aller Welt belegen, ist Lapachotee ein sehr gutes Heilmittel, dem innerhalb der ganzheitlichen Neurodermitisbehandlung ein fester Platz eingeräumt werden sollte.

Behandlung mit Lapacho

▶ Zur Harmonisierung des Immunsystems und zur Verbesserung des Befindens sollte die große Lapachokur durchgeführt werden, bei der 4 Wochen lang 1 Liter Tee über den Tag verteilt getrunken und dies nach 4-wöchiger Pause wiederholt wird.

▶ Anschließend sollten Sie Lapachotee langfristig in kleineren Mengen – etwa 2 bis 3 Tassen am Tag – genießen.

▶ Bei Neurodermitis sollte die Haut ständig feucht und geschmeidig gehalten werden. Dies ist nur durch eine geduldige Pflege mit Cremes und Körperlotionen zu erreichen. Geben Sie auf 1 Esslöffel einer fettreichen Creme oder Salbe etwa 5 Tropfen Lapachoelixier, und tragen Sie diese Mischung mehrmals täglich dünn auf die betroffenen Hautbereiche auf.

▶ Bei Neurodermitis werden oft Ölbäder verordnet, da diese Bäder die Haut wesentlich besser pflegen als dies bei den üblichen, schäumenden Badezusätzen der Fall ist. Um die Wirkungen des Ölbads zu verbessern, sollten Sie 1 Liter kräftigen Lapachosud ins Badewasser geben. (3 Esslöffel Lapacho pro 1 Liter Wasser.)

Was zusätzlich hilft

Schließen Sie sich nach Möglichkeit einer Selbsthilfegruppe an, wo Ihnen dabei geholfen wird, ein Konzept für eine optimale Diät zu entwickeln. Natürlich können Sie sich auch an einen erfahrenen Heilpraktiker oder an einen Arzt, der sich auf natürliche Heilverfahren spezialisiert hat, wenden.

Vermeiden Sie aggressive Seifen und schäumende Badezusätze, und waschen Sie die Haut nur mit schonenden Hautpflegemitteln. In der Apotheke erhalten Sie Ölduschbäder, die ohne hautreizende Parfüm-

---

Weitere Informationen und Rezepte für eine Antineurodermitisdiät finden Sie in dem Ratgeber » Individuelle Ernährung bei Neurodermitis« von Ursula Lausterer, der ebenfalls im Südwest Verlag erschienen ist.

---

stoffe hergestellt und mit einem milden Lokalanästhetikum versetzt sind. Sie sind für die Pflege des ganzen Körpers geeignet, haben einen guten Rückfettungseffekt und lindern den quälenden Juckreiz. Regelmäßige Luftbäder, die nach Möglichkeit an der Nordsee oder im Hochgebirge durchgeführt werden sollten, können die Heilung ebenfalls in starkem Maß fördern. Reizklimakuren sollten mindestens drei Wochen dauern.

Rheumatische Beschwerden

»Rheuma« oder »Rheumatismus« sind Sammelbezeichnungen für sämtliche Erkrankungen, die dem rheumatischen Formenkreis zugerechnet werden. Beim so genannten Weichteilrheumatismus sind Bänder, Muskeln, Sehnen und Schleimbeutel befallen, beim Gelenkrheumatismus vorwiegend die Gelenke. Zu den entzündlichen Rheumaformen, die die Gelenke betreffen, gehört die Polyarthritis (rheumatoide Arthritis), die Schmerzen, Schwellungen und Versteifungen vorwiegend in den kleinen Gelenken von Zehen und Fingern sowie den Ellenbogen- und Kniegelenken hervorruft. Es gibt auch eine Reihe von Arthritiden (Gelenkentzündungen), die durch Infektionen hervorgerufen werden. Im Gegensatz dazu ist die Arthrose eine typische Abnutzungserscheinung, die Gelenkschmerzen, Schwellungen und steife Gelenke verursacht. Es gibt aber auch noch eine Reihe anderer rheumatischer Erkrankungen wie beispielsweise rheumatisches Fieber, Gicht oder die Bechterewsche Krankheit.

Rheumatische Erkrankungen können viele Ursachen haben. Nicht nur Ernährungsfehler, Erbanlagen und chronische Eiterherde, sondern auch diverse Infektionen und Allergien können diese vielen Krankheitsbilder hervorrufen.

Die naturheilkundliche Behandlung mit Lapacho kann in vielen Fällen Linderung verschaffen, denn Lapachotee wirkt schmerzlindernd und entzündungswidrig – und er verbessert die Blutqualität, was bei rheumatischen Erkrankungen besonders wichtig ist. Aber auch falls Pilze oder allergische Prozesse zu rheumatischen Beschwerden führen, kann Lapacho wertvolle Dienste leisten.

Fast 200 Erkrankungen werden von Medizinern unter dem Sammelbegriff »rheumatische Beschwerden« geführt. Bei den meisten ist man bezüglich der auslösenden Faktoren noch auf Vermutungen angewiesen.

Rheumatische Beschwerden können das alltägliche Leben stark beeinträchtigen. In Brasilien wird Lapachotee dazu eingesetzt, die dabei entstehenden Schmerzen zu lindern.

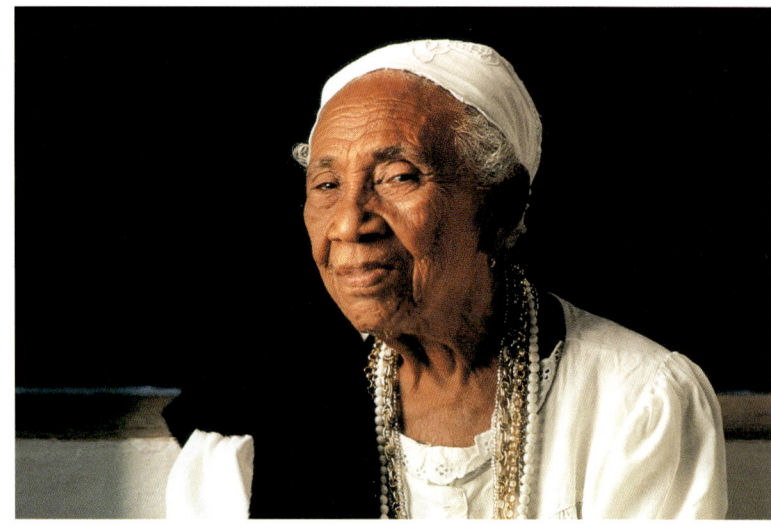

Behandlung mit Lapacho

▶ Bei chronischen Rheumaformen ist zunächst immer die große Lapachokur zu empfehlen. Nehmen Sie 4 Wochen lang täglich 1 Liter Lapachotee zwischen den Mahlzeiten zu sich. Pausieren Sie dann 4 Wochen, bevor Sie nochmals 4 Wochen lang 1 Liter Tee am Tag einnehmen.

▶ Trinken Sie im Anschluss an die Kur regelmäßig 1 große Tasse Lapachotee am Tag.

▶ Nehmen Sie außerdem 3-mal täglich je 10 Tropfen Lapachoelixier mit etwas Flüssigkeit zu den Mahlzeiten ein.

▶ Bei Muskel- oder Gelenkschmerzen, die nicht auf entzündliche Prozesse zurückzuführen sind, können warme Lapachobäder oft schnelle Linderung bringen. Gießen Sie dazu 1 Liter starken Lapachosud ins möglichst heiße Badewasser. Die Badedauer sollte 15 bis 20 Minuten betragen.

▶ Die regelmäßige, möglichst tägliche Massage der betroffenen Muskeln und Gelenke unterstützt die Heilung auf natürliche Weise, lindert Schmerzen und aktiviert die Entgiftung. Vermischen Sie ein gutes Massageöl, das Sie in der Apotheke oder im Reformhaus erhalten, mit einigen Tropfen Lapachoelixier.

Häufig sind Kortisonbehandlungen bei rheumatischen Beschwerden erforderlich, um bei akuten Schüben die schmerzhaften Symptome zu lindern. Leider hat das wirkungsvolle Medikament unangenehme Nebenwirkungen.

Achtung Nicht jede Form von rheumatischen Beschwerden darf mit Wärme behandelt werden. Bevor Sie also Wärmeanwendungen wie warme Bäder durchführen, sollten Sie dies mit Ihrem Arzt oder Heilpraktiker absprechen. Bei Rheumaformen, die mit Kälte behandelt werden müssen, wozu insbesondere akute Gelenkentzündungen gehören, sollten kalte Umschläge angewendet werden. Tauchen Sie dazu einige kleine Gästehandtücher in möglichst kalten Lapachotee, wringen Sie sie aus, und legen Sie sie mindestens 20 Minuten lang auf die betroffenen Gelenke auf.

Was zusätzlich hilft

Verzichten Sie so weit wie möglich auf Alkohol und Nikotin. Achten Sie darauf, dass Sie genug Bewegung bekommen. Durch eine Umstellung der Ernährung auf eine vollwertige, vitamin- und mineralstoffreiche Kost sowie durch wechselwarme Duschen und Kaltwasseranwendungen kann der Verlauf fast aller rheumatischen Krankheiten sehr positiv beeinflusst werden.

Scheidenentzündung, Scheidenpilz

Sowohl bei bakteriell hervorgerufenen Scheidenentzündungen (Vaginitis) als auch bei Scheidenpilzerkrankungen können die antibakteriellen und antimykotischen, also die bakterien- und pilzhemmenden Eigenschaften von Lapacho wahre Wunder wirken. Im feuchtwarmen Klima der Scheide können sich Bakterien und Pilze schnell vermehren. Dies gilt umso mehr, wenn es beispielsweise durch Antibiotikaeinnahme zu einer Störung der natürlichen Flora im Bereich der Vagina gekommen und das Immunsystem geschwächt worden ist.

Bakterielle Scheidenentzündungen und Scheidenpilzinfektionen rufen neben Rötungen und Schwellungen auch Juckreiz und meist weißlichen Ausfluss hervor. Bei Pilzinfektionen ist zu bedenken, dass diese sich immer schnell auf den Partner übertragen, so dass dieser mitbehandelt werden sollte. Wer während der Schwangerschaft an einem Scheidenpilz erkrankt, sollte unverzüglich einen Frauenarzt aufsuchen, um zu vermeiden, dass das Baby sich bei der Geburt infiziert.

Bei wiederkehrenden Pilzerkrankungen der Scheide sind häufig Darmpilze die Verursacher, die immer wieder zum Genital abwandern. Dann müssen meist zusätzlich zur lokalen Behandlung auch Tabletten gegen den Pilzbefall eingenommen werden.

Behandlung mit Lapacho

▼ Tränken Sie einen Tampon mit lauwarmem Lapachotee. Führen Sie den Tampon für etwa 2 bis 3 Stunden ein. Wiederholen Sie diese Anwendung 1- bis 2-mal täglich.

▼ Falls Ihnen der Gedanke an Lapachotampons nicht behagt, können Sie auch Spülungen mit einem lauwarmen Lapachotee durchführen. Dazu wird eine gewöhnliche Plastikspritze aus der Apotheke benötigt. Nehmen Sie die Rückenlage ein, bestreichen Sie die Spritze mit etwas Vaseline, und führen Sie sie dann – natürlich ohne Nadel – in die Vagina ein. Spritzen Sie den Lapachotee vorsichtig ein, und bleiben Sie anschließend mindestens 15 Minuten lang auf dem Rücken liegen. Diese Anwendung sollte über einen längeren Zeitraum 2-mal täglich durchgeführt werden.

▼ Lapachotee ist ein hervorragendes, völlig ungefährliches Mittel für die Pflege des Intimbereichs. Anstatt Seife zu verwenden, sollten Sie den Intimbereich grundsätzlich mit einem sauberen Waschlappen waschen, den Sie zuvor in lauwarmen Lapachotee eintauchen.

> Die meisten Frauenärzte sind Gegner von Monatsbinden und Slipeinlagen mit Kunstoffvlies oder -folien. Sie bewirken ein feuchtwarmes Klima im Intimbereich, das einen idealen Nährboden für Pilze und andere Keime darstellt.

Was zusätzlich hilft

Bei Pilzerkrankungen und Scheidenentzündungen sollten Sie die Unterwäsche täglich wechseln. Verzichten Sie auf Wäsche und Unterwäsche mit Synthetikanteil, wählen Sie stattdessen ausschließlich Naturfasern. Um die Heilung auch von innen heraus zu unterstützen, sollten Sie Ihre Abwehrkräfte stärken. Essen Sie regelmäßig Frischkost, und trinken Sie immer wieder einmal 1 Tasse Lapachotee.

Schnupfen (Erkältung)

Im Gegensatz zur Grippe ist Schnupfen, der meist durch Viren übertragen wird, zwar lästig, aber recht harmlos. Bei Schnupfen oder Erkältungen ist die Nasenschleimhaut gerötet und es wird vermehrt Sekret produziert – die Nase »läuft«. Während eine echte Grippe oft einige Wochen dauern kann, klingt eine gewöhnliche Erkältung normalerweise schon nach sieben bis zehn Tagen wieder ab. Komplikationen treten allerdings dann auf, wenn aus dem Schnupfen eine Nebenhöhlenentzündung (Sinusitis) wird. Es kann in diesen Fällen relativ lange dauern, bis die Erkrankung überstanden ist. Besondere Vorsicht ist im Umgang mit schleimhautabschwellenden Nasentropfen geboten. Diese Präparate verschaffen zwar rasch Erleichterung beim Atmen, können aber bei Überdosierung oder Langzeitanwendung die Schleimhäute schädigen und eine so genannte paradoxe Reaktion auslösen, d.h. man kann sich eine Art Dauerschnupfen einhandeln. Deshalb sollten Sie diese Mittel nur wenige Tage lang benutzen und nicht häufiger, als auf der Packung angegeben ist.

Behandlung mit Lapacho

▶ Im Yoga werden Nasenspülungen als allgemein reinigende Methode empfohlen, und tatsächlich erkrankt jemand, der täglich eine kleine Nasenspülung mit lauwarmem Wasser und 1 Prise Meersalz durchführt, kaum je an einem Schnupfen. Wer bereits verschnupft ist, kann die Heilung mit einer Nasenspülung fördern und lästige Beschwerden loswerden. Geben Sie einfach 1 Prise Meersalz in 1 kleines Gläschen mit lauwarmem Lapachotee, und träufeln Sie die Mischung mit einer Pipette abwechselnd in beide Nasenlöcher. Legen Sie dabei den Kopf in den Nacken, und putzen Sie sich nach der Spülung die Nase. Wiederholen Sie diese Anwendung 2-mal täglich.

▶ Bei Schnupfen sollten Sie ein Dampfbad mit Lapacho durchführen, und die Dämpfe mindestens 10 Minuten lang inhalieren.

▶ Ein tägliches Lapachovollbad trägt dazu bei, das Wohlbefinden zu erhöhen und den lästigen Schnupfen schnell wieder loszuwerden. Gießen Sie 1 Liter Lapachosud ins Badewasser, und baden Sie etwa 20 Minuten lang.

▶ Trinken Sie während der Erkältung etwa 1 Liter Lapachotee über den Tag verteilt, und nehmen Sie 3-mal täglich jeweils 10 Tropfen Lapachoelixier mit etwas Flüssigkeit zu den Mahlzeiten ein.

Was zusätzlich hilft

Gönnen Sie sich – wenn möglich – ein wenig Bettruhe, und verzichten Sie während der Erkältung auf schwer verdauliches, fettes Essen. Stellen Sie in geheizten Räumen Luftbefeuchter auf.

Es heißt zwar, ein Schnupfen dauert unbehandelt sieben Tage und behandelt eine Woche, doch wenn die Krankheit auch kaum abzukürzen ist, die Symptome lassen sich allemal lindern.

Mögliche Psoriasisauslöser

▶ Hormonelle Umstellungen wie Pubertät, Schwangerschaft oder Wechseljahre

▶ Infektionen wie Mandelentzündungen oder Scharlach

▶ Klimaveränderungen z. B. auf Fernreisen

▶ Erhöhter Stress durch besondere körperliche, geistige oder seelische Belastungen

▶ Verletzungen, auch Sonnenbrände oder Operationen

▶ Starke Körpergewichtsveränderungen durch rasche Zu- oder Abnahme

▶ Bestimmte Medikamente wie z. B. Beta-Blocker oder Chloroquin (Antimalariamittel)

▶ Alkohol- oder Drogenmissbrauch

Schuppenflechte (Psoriasis)

Bei der Psoriasis sind auch genetische Faktoren im Spiel: Ist ein Elternteil betroffen, wird die Krankheit in 20 Prozent der Fälle an die Kinder weitervererbt. Leiden beide Eltern an Schuppenflechte, liegt die Wahrscheinlichkeit der Vererbung bereits bei über 60 Prozent.

Bis heute sind die wirklichen Ursachen der Schuppenflechte (Psoriasis) nicht geklärt. Meist tritt sie schubweise auf, wobei zahlreiche Faktoren als Auslöser infrage kommen (siehe Kasten oben). Besonders häufig wird sie in Zeiten einer geschwächten Körperabwehr akut. Bei der Schuppenflechte, die übrigens nicht ansteckend ist, kommt es zu unregelmäßig geformten, deutlich begrenzten Herden mit silbrig glänzenden Schuppen.

Vor allem im Ellenbogen- und Kniebereich sowie an Kopfhaut, Brust und Rücken treten die schuppigen Ausschläge auf. Die Krankheit verursacht nur selten Juckreiz, sie führt bei den Erkrankten jedoch oft zu psychischen Belastungen.

Die Heilungschancen sind umso größer, je früher die Schuppenflechte behandelt wird. Um die Reizungen zu lindern und die Heilung zu unterstützen sind innerliche und äußerliche Lapachoanwendungen sehr empfehlenswert.

Behandlung mit Lapacho

▶ Führen Sie zur Unterstützung der Behandlung eine große Lapachokur durch. Trinken Sie dabei 4 Wochen lang täglich 1 Liter Lapachotee über den Tag verteilt, und zwar zwischen den Mahlzeiten. Pausieren

Sie danach 4 Wochen, und trinken Sie dann nochmals 4 Wochen lang 1 Liter Tee am Tag.

▶ Nehmen Sie über mehrere Monate 3-mal täglich je 10 Tropfen Lapachoelixier zu den Mahlzeiten ein, am besten mit etwas Flüssigkeit.

▶ Lapachobäder sollten bei Schuppenflechte regelmäßig eingesetzt werden. Für ein warmes Vollbad benötigen Sie 1 Liter kräftigen Lapachosud, den Sie mit 2 Esslöffeln süßer Sahne oder einem hautpflegenden Öl vermischen sollten, bevor Sie ihn ins Badewasser gießen. Baden Sie mehrmals wöchentlich jeweils 15 bis 20 Minuten lang.

▶ Ebenso wie bei Neurodermitis braucht die Haut auch bei der Schuppenflechte viel Pflege. Vor allem nach dem Duschen oder Baden sollten Sie die betroffenen Bereiche eincremen. Geben Sie auf 1 Esslöffel Creme oder Salbe (ohne Konservierungs- und Duftstoffe) etwa 5 Tropfen Lapachoelixier.

Was zusätzlich hilft

Sonnen- und Luftbäder fördern den Heilungsprozess. Im Gegensatz zu Luftbädern sollten Sonnenbäder jedoch vorsichtig dosiert werden. Zusätzlich können Bäder mit Salz aus dem Toten Meer, die natürlich ebenfalls mit Lapachosud angereichert werden sollten, dazu beitragen, lästige Beschwerden loszuwerden. Da bei der Schuppenflechte oft seelische Faktoren eine Rolle spielen, sollten Sie Entspannungstechniken wie Yoga oder autogenes Training einsetzen, um die Heilung der Haut zu fördern.

Für die Hautpflege bei Psoriasis gelten ähnliche Regeln wie bei der Neurodermitis. Auch bei dieser Krankheit braucht die gereizte, empfindliche Haut viel Fett und Feuchtigkeit.

Sonnenbrand

Helle, ungebräunte Haut reagiert besonders empfindlich auf die UV-Strahlung der Sonne, die aufgrund des größer werdenden Ozonlochs immer aggressiver wird. Wenn dann auch noch versäumt wurde, die Haut mit einem Sonnenschutzmittel einzucremen, kann es schnell zum Sonnenbrand kommen. Sobald sich ein Sonnenbrand gebildet hat, kann die Regeneration der Haut nur noch durch lindernde, kühlende Maßnahmen unterstützt werden. Dazu eignet sich der entzündungswidrige Lapachotee ausgezeichnet.

Behandlung mit Lapacho

▶ Um die Schmerzen und Rötungen zum Abklingen zu bringen, sollten Sie eine After-Sun-Lotion auftragen. Geben Sie auf 1 Hand voll Lotion etwa 6 Tropfen Lapachoelixier.

▶ Linderung bringt oft schon ein Vollbad mit Lapachosud, dabei sollte das Badewasser allerdings höchstens lauwarm sein. Trocknen Sie sich anschließend nicht ab, sondern lassen Sie die Haut an der Luft trocknen. Das erzeugt Verdunstungskälte, die die Schmerzen zusätzlich lindert und die Haut beruhigt.

▶ Die akuten Beschwerden können Sie auch lindern, indem Sie ein dünnes Leinentuch in eine Schüssel mit kaltem Lapachotee eintauchen und das feuchte Tuch dann für mindestens 20 Minuten auf die verbrannte Haut auflegen. Nach Bedarf können Sie diese Anwendung täglich einige Male wiederholen.

Wichtig bei einem Sonnenbrand ist auch die reichliche Zufuhr von Getränken, da wie bei anderen Verbrennungen auch sehr viel Flüssigkeit über die geschädigte Haut verloren geht. Trinken Sie lauwarmen bis kalten Lapachotee mit Mineralwasser oder Fruchtsäften vermischt.

Welcher Sonnentyp sind Sie?

▶ Sehr hellhäutig, hellblonde oder rote Haare, immer Sonnenbrand, keine Bräunung: Nach 5 bis 10 Minuten in der Sonne ohne Schutzmittel müssen Sie mit Sonnenbrand und vorzeitiger Hautalterung rechnen.

Empfohlener Lichtschutzfaktor: Mindestens 15

▶ Helle Haut, blonde Haare, häufig Sonnenbrand, schwache Bräunung: 10 bis 20 Minuten lang kann Ihre Haut sich selbst schützen, bei längerer Bestrahlung nimmt sie Schaden.

Empfohlener Lichtschutzfaktor: Mindestens 15

▶ Leicht getönte Haut, dunkelblonde bis mittelbraune Haare, selten Sonnenbrand, gute Bräunung: 20 bis 30 Minuten beträgt etwa die Eigenschutzzeit Ihrer Haut.

Empfohlener Lichtschutzfaktor: Mindestens 10

▶ Eher dunkler Teint, brünette bis schwarze Haare, nie Sonnenbrand, schnelle Bräunung: 30 bis 45 Minuten kann dieser eher sonnenunempfindliche Hauttyp sonnenbaden, ohne dabei einen besonderen Schutz zu brauchen.

Empfohlener Lichtschutzfaktor: Mindestens 6

Was zusätzlich hilft

Kühlend auf sonnengereizter Haut wirken auch Auflagen mit Buttermilch oder Quark. Streichen die den Quark auf ein Leinentuch oder
tauchen Sie es in Buttermilch, und legen Sie es für mindestens 15 Minuten auf die betroffenen Hautpartien.
Bei nur leicht geröteter Haut lindert und pflegt ein Aloe-vera-Gel aus
der Apotheke.

Wunden und Abschürfungen

Es versteht sich von selbst, dass ernsthafte, stark blutende Hautverlet-
zungen die schnelle Hilfe eines Arztes erfordern. Bei weniger bedrohli-
chen Wunden, Kratzern oder Abschürfungen sind die wundheilenden,
keimtötenden Eigenschaften von Lapacho sehr hilfreich, und schon
die Schamanen Südamerikas haben Wunden mit der Rinde des roten
Lapachobaumes behandelt.

Behandlung mit Lapacho

▶ Sobald die Blutung nachzulassen beginnt, können Sie Wunden,
Kratzer oder Abschürfungen mit einigen Tropfen Lapachoelixier betupfen.
▶ Für eine Kompresse benötigen Sie 1 Mulltupfer aus der Apotheke.
Tauchen Sie den Tupfer in 1 Glas lauwarmen Lapachotee, drücken ihn
etwas aus, und legen ihn auf die Wunde. Lassen Sie die Kompresse
dann etwa 30 Minuten lang einwirken.
▶ Um Wunden zu pflegen, sollten Sie 2- bis 3-mal täglich eine übli-
che Wundsalbe, der Sie einige Tropfen Lapachoelixier zugeben, auf die
betroffenen Hautbereiche auftragen.

Die größte Infektionsge-
fahr besteht bei großflächi-
gen Hautabschürfungen,
wie sie sich Kinder und
Jugendliche häufig bei
Sport und Spiel zuziehen.
Man sollte unbedingt
prüfen, ob ein ausreichen-
der Tetanusschutz vor-
handen ist und eventuell
nachimpfen lassen.

Zahnfleischentzündung

Zahnfleischentzündungen werden u.a. durch Bakterien im Zahnbelag
(Plaque) sowie durch mechanische (z.B. schlecht sitzende Zahnpro-
thesen) oder thermische Reizungen (zu heiße Speisen) hervorgerufen.
Zunächst kommt es zu Rötungen und Schmerzen im Zahnfleischbe-

reich. Später tritt vor allem beim Zähneputzen Zahnfleischbluten auf. Nicht nur schlecht sitzende Zahnprothesen und mangelnde Zahnhygiene, sondern auch ein Defizit an Vitaminen und Mineralstoffen sowie Stress begünstigen die Erkrankung. Bei Problemen mit dem Zahnfleisch, aber auch bei Mundgeruch und Aphthen haben sich Gurgellösungen mit Lapachotee gut bewährt.

Behandlung mit Lapacho

▶ Gurgeln Sie einige Male am Tag mit lauwarmem Lapachotee.
▶ Besonders gute Wirkungen werden erzielt, wenn Sie den lauwarmen Lapachotee mit Kieselsäurebalsam mischen, den Sie in der Apotheke erhalten (1Esslöffel pro Tasse). Gurgeln Sie mehrmals täglich mit dieser Mischung.
▶ Um eine gute Versorgung mit Mineralstoffen und Spurenelementen zu gewährleisten, sollten Sie regelmäßig 1 bis 2 Tassen Lapachotee täglich zu sich nehmen.

Was zusätzlich hilft

Durch eine gute Zahnpflege können sowohl Zahn- als auch Zahnfleischprobleme vermieden werden. Putzen Sie sich nach dem Essen immer die Zähne, und reinigen Sie dabei auch die Zahnzwischenräume, indem Sie Zahnseide verwenden. Da Vitamin C das Zahnfleisch vor Bakterien schützt, sollten Sie genügend frisches Obst und Gemüse zu sich nehmen.

Lapacho bei Krebserkrankungen und AIDS?

Natürlich wäre es übertrieben zu behaupten, dass Lapachotee Krebserkrankungen und AIDS heilen kann, und es ist immer wieder ausdrücklich zu betonen, dass schwere Erkrankungen immer in die Hände eines guten Arztes gehören. Krebs ist die Bezeichnung für unterschiedlichste Arten von bösartigen Zellwucherungen. Zwar treten im Organismus eines jeden Menschen im Lauf seines Lebens immer wieder Krebszel-

Die Anwendung von Zahnseide erfordert einige Übung und Geschicklichkeit und wird daher meist bald wieder unterlassen. Eine Munddusche, die mit fein pulsierendem Wasserstrahl die Zahnzwischenräume reinigt, ist eine hygienische und angenehm anzuwendende Alternative.

len auf, doch werden sie vom körpereigenen Abwehrsystem normalerweise schnell erkannt und vernichtet. Daraus folgt, dass ein starkes, intaktes Immunsystem die beste Waffe gegen Krebserkrankungen ist. Auf der anderen Seite gelten Faktoren, die das Immunsystem gefährden, wie z. B. Stress, Nikotingenuss, übermäßige Sonneneinstrahlung und Alkoholmissbrauch, als Krebserkrankungen auslösend oder zumindest diese begünstigend.

Alle Therapiemöglichkeiten ausschöpfen

So zahlreich die möglichen Ursachen für eine Krebserkrankung sind, so umfangreich und ganzheitlich sollte die Behandlung erfolgen. Jeder Patient hat die Möglichkeit, von schulmedizinischen Methoden (Bestrahlung, Operation, Chemotherapie), von biologischen Heilverfahren wie der Mistel- oder Sauerstoff-Mehrschritt-Therapie und von psychologischen Methoden wie Entspannungs- und Imaginationstechniken zu profitieren. Wer betroffen ist, sollte nicht zögern, schulmedizinische und alternative Methoden (nach Rücksprache mit dem behandelnden Arzt) miteinander zu kombinieren, da die Heilungsaussichten unter Umständen verbessert werden können.

Auch eine positive Einstellung, Optimismus und Lebensfreude stellen einen nicht zu unterschätzenden Schutz vor schweren Erkrankungen dar. Untersuchungen zufolge tragen Menschen mit ausgeprägter Furcht vor Krankheiten ein höheres Risiko, tatsächlich Krebs oder andere schwere Leiden zu bekommen.

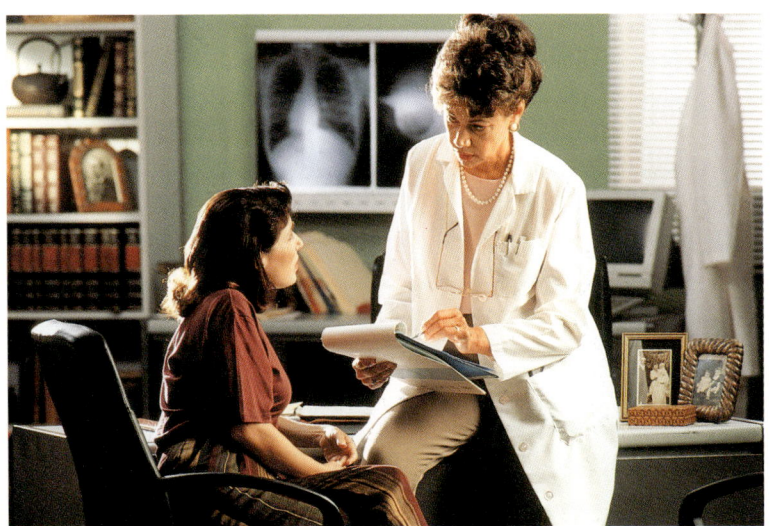

Nicht immer lässt sich der Besuch beim Arzt vermeiden. Wählen Sie einen Arzt Ihres Vertrauens. Denn auch das Verhältnis zwischen Arzt und Patient kann über Erfolg oder Misserfolg der Therapie entscheiden.

75

Lapacho als sinnvolle Behandlungsergänzung

Eingebunden in eine umfassende Krebstherapie kann Lapacho eine sinnvolle Rolle spielen. Die Tumor hemmenden Wirkungen des Heiltees aus dem Regenwald wurden in wissenschaftlichen Untersuchungen belegt, wenngleich ausreichende Erkenntnisse über die Wirkung beim Menschen noch fehlen. Gesichert sind jedenfalls die abwehrstärkenden Eigenschaften.

Gerade letztere machen Lapacho auch als ergänzende Maßnahme in der AIDS-Therapie interessant, schließlich ist AIDS eine Immunschwächeerkrankung. Sie wird durch das HI-Virus übertragen. AIDS verursacht den Zusammenbruch des körpereigenen Abwehrsystems, allerdings gibt es erstaunlicherweise einige infizierte Patienten, die aufgrund ihres starken Immunsystems bereits seit vielen Jahren beschwerdefrei sind und bei denen sich das befürchtete Vollbild der Erkrankung nicht einstellt. Auch mit den neuartigen Medikamentenkombinationen, die zurzeit Anlass zu etwas Hoffnung geben, ist der Kampf gegen AIDS noch lange nicht gewonnen.

Einer anderen tropischen Pflanze, der Catharanthe, verdanken wir zwei wirkungsvolle Krebsmedikamente. Nachdem Naturvölker die Pflanze schon lange für Heilzwecke einsetzten, konnte die moderne Wissenschaft die beiden Alkaloide Vinblastin und Vincristin isolieren, die besonders bei Leukämie erfolgreich sind.

Nebenwirkungen können gemildert werden

Sowohl Krebserkrankungen als auch AIDS erfordern eine gründliche Behandlung – doch leider kommt es dabei auch zu unangenehmen Nebenwirkungen. Um Heilungsprozesse auch bei schwer wiegenden Erkrankungen zu unterstützen und zu fördern, gibt es wohl kaum ein besseres Mittel als Lapacho.

Erfahrungsgemäß kann Lapachotee nicht nur dazu beitragen, das Tumorwachstum zu hemmen, er verbessert auch die Blutqualität, entgiftet den Organismus und vermindert die unangenehmen Nebenwirkungen anderer Medikamente, was vor allem für Menschen, die sich einer Chemotherapie unterziehen müssen, interessant ist.

Nachrichten über spektakuläre Heilerfolge, die uns aus Südamerika und anderen Teilen der Welt erreichen, sind zwar mit Vorsicht zu genießen. Es deutet aber vieles darauf hin, dass Lapacho in der Tat ein außergewöhnliches Mittel ist, das die Natur uns bietet. Und sicher werden die laufenden Forschungen noch viele interessante Ergebnisse liefern. Bis es soweit ist, sollte man nicht zögern, die Heilwirkungen des roten Rindentees für die Gesundheit zu nutzen.

Behandlung mit Lapacho

▶ Um das Immunsystem zu stärken, die Entgiftung des Körpers zu fördern und die Blutqualität zu verbessern, sollte gerade bei schweren Erkrankungen einleitend eine große Lapachokur durchgeführt werden. Trinken Sie 4 Wochen lang täglich 1 Liter Lapachotee über den Tag verteilt (zwischen den Mahlzeiten). Pausieren Sie 4 Wochen, und nehmen Sie dann wieder für weitere 4 Wochen 1 Liter Tee täglich zu sich.
▶ Auch nach der Kur sollten Sie regelmäßig Lapachotee trinken, es empfehlen sich 2 bis 3 Tassen am Tag.
▶ Nehmen Sie außerdem langfristig 3-mal täglich jeweils 10 Tropfen Lapachoelixier zu den Mahlzeiten ein.

Frühwarnzeichen bei Krebserkrankungen

Es gibt sehr unterschiedliche Symptome, die auf eine Krebserkrankung im Frühstadium hindeuten können. Alle können auch harmlose Ursachen haben, weshalb zur Diagnose ein Arzt aufzusuchen ist.

▶ Länger andauernde Heiserkeit
▶ Tastbare Knoten im Brustgewebe
▶ Verschorfungen oder Geschwüre auf der Haut, die nicht innerhalb von drei Wochen abheilen
▶ Nicht abwischbare weiße Beläge auf Schleimhäuten

▶ Länger anhaltender Husten oder Husten mit blutigem Auswurf
▶ Chronische Schluckbeschwerden
▶ Anhaltende Veränderungen des Stuhls, insbesondere Schwarzfärbung durch Blutbeimischung
▶ Hautflecken oder Muttermale, die sich vergrößern, jucken oder bluten
▶ Zwischenblutungen nach den Wechseljahren
▶ Ein Knoten oder eine Schwellung unter der Haut

Natürlich sollte man nicht ängstlich nach Anzeichen einer Krebserkrankung fahnden, aber bei manchen Veränderungen ist es durchaus sinnvoll, den Arzt zu fragen. Gerade bei Brust- und Hautkrebserkrankungen sind die Behandlungserfolge weitaus größer geworden, seitdem durch mehr Information und Vorsorgeuntersuchungen Symptome bereits im Frühstadium erkannt werden.

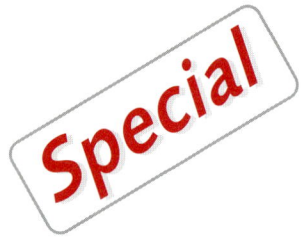

Heilpflanzen aus dem Regenwald

Lapacho ist zweifellos eines der populärsten Naturheilmittel Südamerikas. Um ihr Überleben in der Wildnis zu sichern, haben die Regenwaldindianer sich im Lauf der Jahrhunderte aber auch ausgeprägte Kenntnisse über viele andere Pflanzen und deren Heilwirkungen angeeignet, die sie bei häufig auftretenden Beschwerden wie Durchfall, Wurmerkrankungen und den verschiedensten Infektionen nutzbringend einsetzen konnten. In den letzten Jahren haben systematische Forschungen die medizinische Wirksamkeit etlicher Tropenpflanzen wissenschaftlich untermauert. Dennoch wird es noch lange dauern, bis sich die westliche Wissenschaft ein klares Bild über die nahezu unerschöpfliche Fülle an Regenwaldpflanzen und ihre spezifischen Wirkungen verschafft hat. Im Folgenden werden einige Pflanzen aus der Regenwaldapotheke vorgestellt, deren Geheimnis bereits gelüftet ist, und die von südamerikanischen Naturheilkundigen bei einer Vielzahl von Beschwerden verordnet werden.

Agrimonia (Agrimonia eupatoria)

Die bis zu einem Meter hoch werdende Pflanze gehört zur Familie der Rosaceae. Sie hat viele kleine gelbliche Blüten und wächst an den Ufern des Amazonas und seiner Nebenflüsse. Aus den Blättern und Blüten der Pflanze wird ein starker Tee gebraut, den man sowohl innerlich als auch äußerlich für Spülungen, Bäder und Kompressen verwenden kann.
▶ Anwendungsgebiete: Agrimonia wird vor allem bei Erkrankungen des Verdauungsapparats eingesetzt. Dazu gehören Durchfälle, Bauchkoliken, Entzündungen der Darmschleimhaut und Magenbeschwerden. Doch auch bei Rachen- und Mandelentzündungen sowie bei Nieren- und Blasenproblemen, ja sogar bei Tumorbildungen soll die Pflanze gute Wirkungen zeigen.

Im Süden Afrikas wächst Rooibos (Rotbusch), dessen nadelartige Blätter fermentiert und an der Sonne getrocknet werden. Der daraus bereitete Tee wird bei Magenbeschwerden und als Schlummertrunk verabreicht.

Bosla de Pastor (Capsella bursa pastoris)

Bei der Bosla de Pastor handelt es sich um eine etwa 50 bis 60 Zentimeter hohe, weißblütige Pflanze aus der Familie der Cruciferaceae, die in allen Teilen Amazoniens wächst. Für Heilzwecke werden die Blätter und Wurzeln verwendet. Man lässt die Wurzeln 15 Minuten lang kochen, um einen Sud zu erhalten. Aus dem Aufguss der Blätter wird ein aromatischer Tee bereitet.

▶ Anwendungsgebiete: Die Pflanze wird als blutstillendes und entzündungswidriges Mittel eingesetzt, in erster Linie bei Blutvergiftungen, Nasenbluten, Gebärmutterblutungen; aber auch bei Übelkeit und Erbrechen.

Carapa (Carapa guianensis)

Bei dieser Pflanze handelt es sich um einen Baum von beeindruckender Größe. Er gehört zu der Familie der Meliaceae und kommt in weiten Teilen Südamerikas vor. Um einen heilkräftigen Sud zuzubereiten, werden die Blätter und kleinere Äste verwendet.

▶ Anwendungsgebiete: Carapa wird vor allem äußerlich angewandt. Die Pflanze beschleunigt die Heilung bei Hauterkrankungen und gilt als ein gutes Mittel zur Abwehr von Insekten. Innerlich wird der Sud gegen Wurmbefall und bei Fieber eingesetzt.

Erva de Sao Joao (Artemisia vulgaris)

Diese Pflanze wird knapp einen Meter hoch und hat weiße bis rötliche Blüten. Sie gehört zur Familie der Compositae und kommt in ganz Südamerika vor. Für innerliche Anwendungen wird ein Aufguss aus der ganzen Pflanze, also aus Blüten und Blättern hergestellt. Doch auch aus den Wurzeln lässt sich ein Sud zubereiten, der jedoch mindestens 15 Minuten lang gekocht werden sollte.

▶ Anwendungsgebiete: Erva de Sao Joao wird bei Gelbsucht, Wurmerkrankungen, Epilepsie und Anämie eingesetzt. Auch bei Krankheiten wie Störungen im Magenbereich zeigt der Aufguss gute Wirkungen.

Eine weitere südamerikanische Teepflanze ist der Honigbusch. Der aromatische Tee enthält kein Teein und wenig andere reizende Substanzen wie Gerb- und Bitterstoffe. Er ist eine gute Alternative zu schwarzem Tee und kann bedenkenlos täglich getrunken werden.

Pau Amago (Quassia amara)

Die Pau Amago gehört zur Familie der Simarubaceae und kommt als kleines Bäumchen in weiten Teilen Südamerikas vor. Die Wurzeln und Rinden werden verwendet, um einen herb schmeckenden Aufguss zu bereiten, von dem man täglich mehrere Tassen trinken soll.

▶ Anwendungsgebiete: Am häufigsten wird die Heilpflanze bei Magenbeschwerden und Sodbrennen eingesetzt. Doch auch gegen Nieren- und Gallensteine sowie bei Erkrankungen, die von Durchfall und Fieber begleitet sind, gilt Pau Amago im Regenwald als wichtiges Naturheilmittel.

> Von den heimischen Pflanzen sind bei Atemwegserkrankungen die Blätter des Spitzwegerichs das Mittel der Wahl. Sie wirken schleimlösend und auswurffördernd, mildern den Hustenreiz und sind schwach antibakteriell.

Raiz Doce (Glycyrrhiza glabra)

Von diesem kleinen Bäumchen, das am Amazonas und seinen Nebenflüssen wächst, werden nur die Wurzeln verwendet. Man kocht sie, seiht sie dann ab und trinkt mehrere Tassen täglich.

▶ Anwendungsgebiete: Raiz Doce wird vor allem bei Bronchitis und Lungenentzündungen sowie bei Mandelentzündungen und Erkältungskrankheiten empfohlen.

Sassafras do Brasil (Laurus sassafras)

Bei dieser Pflanze handelt es sich um einen hohen Baum, der zur Familie der Lauraceae gehört und bis zu zwölf Meter hoch werden kann. Der Baum wächst in der gesamten südamerikanischen Regenwaldregion. Für die Herstellung eines Suds werden etwa 15 bis 20 Gramm zerkleinerte Wurzeln und Äste benötigt, die in einem Liter Wasser mindestens 20 Minuten lang kochen müssen. Es wird empfohlen, täglich einige Tassen des Suds zu trinken.

▶ Anwendungsgebiete: Sassafras do Brasil wird vor allem bei rheumatischen Beschwerden wie Muskel- und Gelenkrheumatismus, Arthritis und Gicht eingesetzt. Daneben hilft das Mittel bei Vergiftungserscheinungen und Hauterkrankungen (vor allem bei Ekzemen und allergischen Hautreaktionen).

Serralha (Silybum marianum)

Die Serralha zählt zur Familie der Compositae und gilt als größte aller Disteln. Sie kommt nicht nur in Südamerika, sondern auch in Nordafrika und Europa vor. Für einen Heiltee wird aus den Früchten ein Aufguss bereitet.

▶ Anwendungsgebiete: Innerlich verwendet gilt die Pflanze als vorzügliches Leberschutzmittel, da ihre Inhaltsstoffe die Leberfunktion aktivieren und die Entgiftung unterstützen. Äußerlich kommt der Aufguss als Spülung bei Vaginalbeschwerden und bei Hämorrhoiden zur Anwendung.

Urtiga Branca (Lamium album)

Diese Pflanze gehört zur Familie der Labiaceae und kommt in ganz Südamerika vor. Sie wird etwa 40 Zentimeter hoch und hat dunkle, gezackte Blätter. Aus den Blüten bereitet man einen Teeaufguss.

▶ Anwendungsgebiete: Urtiga Branca zählt zu den besten Heilmitteln bei Erkrankungen der Luftwege. Besonders häufig wird die Pflanze bei Katarrhen der Atemwege, bei Entzündungen der Nasennebenhöhlen oder bei Bronchitis eingesetzt. Doch auch bei Menstruationsbeschwerden und Eierstockentzündungen kommt Urtiga Branca häufig zur Anwendung.

Uva do Urso (Arctostaphylos uva ursi)

Die rosarote Pflanze erreicht eine Höhe von rund 30 Zentimeter und wächst vor allem im Amazonasgebiet. Sie gehört zur Familie der Ericaceae. Als Heilmittel werden lediglich die Blätter verwendet, die vor dem Abseihen 10 bis 15 Minuten lang kochen müssen.

▶ Anwendungsgebiete: Der Sud aus Uva do Urso wird vor allem bei Problemen und Erkrankungen von Blase und Nieren eingesetzt. Auf Grund ihrer diuretischen (harntreibenden) Wirkung ist die Pflanze das Mittel der Wahl bei Nieren-, Blasen- und Gallensteinen sowie bei Entzündungen im Bereich des Harnsystems.

Eine in unseren Breiten wachsende, leberwirksame Pflanze ist die Mariendistel. Der aus ihren Früchten bereitete Tee schützt die Leber vor jeder Form von Gift. Sie wird vorbeugend gegen Leberschäden, zur Nachbehandlung von Hepatitis und bei Fettleber und Leberzirrhose eingesetzt.

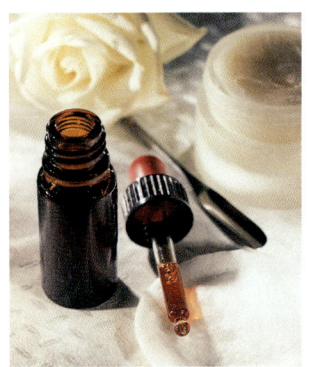

Reichern Sie Ihre Tages-creme mit Lapachoelixier an. Ein paar Tropfen genügen, um Ihre Haut zu erfrischen und sie wiederstandsfähiger gegen Umwelteinflüsse zu machen.

Lapacho in der Schönheitspflege

Viele Wirkungen des Lapachotees lassen sich nicht nur im Gesundheitsbereich, sondern auch für kosmetische Anwendungen nützen. Lapachotee regt die Hautfunktionen an, fördert die Durchblutung, strafft und glättet die Haut und wirkt entzündungshemmend und erfrischend. Durch äußerliche Anwendungen wird auch der Säuremantel der Haut geschützt. Herkömmliche Seifen greifen – im Gegensatz zu sanften Reinigungsmitteln aus der Naturapotheke wie beispielsweise Lapacho – den Säureschutzmantel der Haut an. Es kommt zu Trockenheit und Entzündungen der Haut.

Die sanfte Kosmetik aus dem Regenwald

Gesichtspflege

▶ Bürsten Sie Ihre Gesichtshaut morgens zunächst sanft mit einer Gesichtsbürste, wie sie in Parfümerien oder Drogerien erhältlich ist.
▶ Reinigen Sie Ihr Gesicht dann mit warmem Lapachotee. Sie können dazu entweder ein getränktes Wattebäuschchen oder einen Waschlappen benutzen.
▶ Tragen Sie nach dem Trockentupfen eine pflegende Tagescreme auf, wobei Sie 1 Teelöffel Creme etwa 4 Tropfen Lapachoelixier beimischen sollten.

Unreine und fettige Haut

Für die Pflege und tiefer gehende Reinigung fettiger, unreiner Haut empfiehlt sich eine regelmäßige Gesichtspackung aus Heilerde und Lapacho. Kaufen Sie sich in der Apotheke Heilerde für äußerliche Anwendungen. Statt die Heilerde mit Wasser anzurühren, benützen Sie

Bei sehr empfindlicher oder unreiner Haut sollten Sie besser auf das Gesichtsbürsten verzichten. Klopfen Sie stattdessen den Lapachotee mit den Fingerspitzen sanft in die Haut ein.

abgekühlten Lapachotee. Lassen Sie die Packung 1/2 Stunde lang einwirken, bevor Sie sie mit warmem Wasser abspülen. Cremen Sie die Haut anschließend mit einem fettfreien Feuchtigkeitsgel ein.

Trockene Haut

Bei Neigung zu Trockenheit benötigt die Haut etwas mehr Fett. Eine Gesichtsmaske mit Weizenkleie und Avocado kann hier wahre Wunder wirken.

▶ Vermischen Sie 4 Esslöffel warmen Lapachotee mit 2 Teelöffeln Honig, 2 Esslöffeln Weizenkleie und 1 Teelöffel frischem Avocadofruchtfleisch zu einer Maske.

▶ Tragen Sie die Mischung auf die Gesichtshaut auf, und lassen Sie die Maske 1 Stunde lang einwirken.

▶ Am günstigsten ist es, die Maske nach der morgendlichen oder abendlichen Reinigung aufzutragen.

Körperpflege

Nicht nur das Gesicht, sondern die Haut am ganzen Körper braucht Pflege, damit sie bis ins hohe Alter geschmeidig und gesund bleiben kann. Ebenso wie die Gesichtshaut kann natürlich auch sie von kosmetischen Anwendungen mit Lapachotee profitieren.

Waschung mit Lapachotee

Durch Waschungen mit kaltem Lapachotee wird die Durchblutung der Haut angeregt, die Haut wird gestrafft und mit nährenden Mineralstoffen versorgt.

▶ Sie benötigen etwa 2 Liter kalten Lapachotee, den Sie zusammen mit etwas Zitronensaft in eine Schüssel geben.

▶ Tauchen Sie einen sauberen Waschlappen ein, wringen Sie ihn aus, und streichen Sie von der linken Hüfte ausgehend über die linke Beinvorderseite nach unten, über den Fußrücken, die Fußsohle und über die Beinrückseite nach oben bis über das Gesäß und den Rücken.

▶ Tauchen Sie den Waschlappen noch einmal ein, und wiederholen Sie das Ganze auch auf der rechten Seite.

Besonders aufnahmebereit für die pflegenden Wirkstoffe einer Maske ist die Haut nach einem Saunabesuch. Eine ähnliche Wirkung können Sie auch mit einem Lapachodampfbad erreichen.

▶ Als nächstes nehmen Sie den erneut eingetauchten Waschlappen in die linke Hand. Streichen Sie von der rechten Achsel ausgehend an der Innenseite des rechten Armes bis zur Handfläche hinunter und vom Handrücken an der Armoberseite zur rechten Schulter hinauf, dann über die rechte Brust nach unten und über die rechte Seite des Bauchs.

▶ Feuchten Sie den Waschlappen nochmals an, nehmen Sie ihn in die rechte Hand, und wiederholen Sie das Ganze auf der anderen Seite, also auf der linken.

Die Lapachowaschungen verbessern übrigens nicht nur das Aussehen der Haut, sie stärken auch das Immunsystem und schützen vor Erkältungskrankheiten. Eine solche Waschung sollte mindestens 2-mal in der Woche, und zwar morgens nach dem Aufstehen erfolgen.

Sie können auch einen kleinen Leinenbeutel mit Lapachorinde füllen und ins einlaufende Badewasser hängen. Drücken Sie ihn während des Bades immer wieder im Wasser aus, und reiben Sie sich von Kopf bis Fuß damit ab.

Lapacho-Essig-Bad

Für ein pflegendes, regenerierendes Vollbad geben Sie 1 Liter starken Lapachosud und 200 Milliliter Apfelessig (aus dem Reformhaus) in eine Badewannenfüllung warmes Wasser. Die Badedauer sollte mindestens 15 Minuten betragen. Zur Durchblutungsförderung können Sie vor dem Bad noch eine leichte Abreibung mit einem rauen Massagehandschuh durchführen.

Heiße Bäder mit ausgewählten Zusätzen aus der Natur sind nicht nur eine Wohltat für die Haut, sondern wirken stärkend auf die Muskeln, beruhigend auf die Nerven und regen den Kreislauf an.

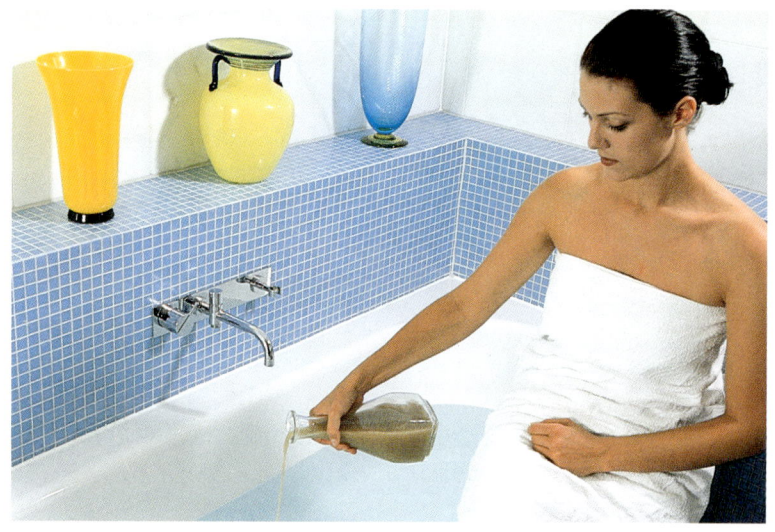

Bodylotion

Um ein Austrocknen der Haut zu verhindern, sollte man es mit der Körperpflege nicht übertreiben. Vor allem zu häufiges und zu heißes Duschen oder Baden und der Gebrauch von Seifen bringen für die Haut auf Dauer mehr Schaden als Nutzen.

▶ Um die Haut geschmeidig zu halten, sollten Sie sie nach dem Waschen mit einer Bodylotion eincremen. Benützen Sie dazu eine hochwertige Lotion ohne künstliche Farb- und Duftstoffe.

▶ Mischen Sie 1 Esslöffel Lotion mit 8 Tropfen Lapachoelixier.

▶ Bevor Sie die Lotion auftragen, sollte die Haut richtig trocken sein, da feuchte Haut die Lotion nicht gut aufnimmt.

Fußpflege

Nehmen Sie sich 1-mal in der Woche etwas Zeit für die Pflege der Füße. Führen Sie dazu ein warmes Fußbad durch, das Sie mit 1/2 Liter kräftigem Lapachosud und 1 Esslöffel süßer Sahne anreichern. Nach dem Fußbad können Sie eventuell vorhandene Hornhaut leicht mit einem Bimsstein abrubbeln. Um Pilzinfektionen zu verhindern, sollten Sie die Füße nach dem Bad immer gründlich abtrocknen. Anschließend sollten Sie die Füße gut eincremen.

Haarpflege

Allzu häufiges Waschen, Föhnen sowie Dauerwellen und Färben strapaziert die Haare in hohem Maß. Gönnen Sie sich ab und zu eine sanfte Haarpflege, indem Sie eine Spülung mit Lapachotee und Kamillenblüten durchführen.

▶ Übergießen Sie 1 Esslöffel Kamillenblüten (aus der Apotheke) mit 1/2 Liter frisch gekochtem Lapachotee, und lassen Sie das Ganze 15 Minuten lang ziehen. Seihen Sie die Mischung ab, und füllen Sie sie in eine Kanne.

▶ Gießen Sie die Lapacho-Kamillen-Spülung nach dem Waschen über die Haare. Anschließend werden die Haare sogleich frottiert und nicht mehr ausgespült.

Im Gegensatz zur Bodylotion trägt man ein Körperöl am besten auf, wenn die Haut noch ein wenig feucht ist nach dem Duschen oder Baden. Das Öl verbindet sich beim Einreiben mit dem verbliebenen Wasser zu einer Emulsion, die besonders gut aufgenommen wird.

85

Fit und schön mit der Lapachoentgiftungskur

Mit den beschriebenen äußerlichen Lapachoanwendungen können Sie viel für die Pflege Ihrer Haut und für Ihr Aussehen tun. Vergessen Sie aber nicht, dass wahre Schönheit von innen kommt. Nur durch eine ausgewogene Ernährung mit vielen Vitaminen und Mineralstoffen, mit Obst, Gemüse und hochwertigen Milch- und Vollkornprodukten können Sie Ihre Körperzellen optimal versorgen und damit auch Ihr Aussehen positiv beeinflussen. Die Haut wird ausschließlich über die Nahrung mit allen wichtigen Stoffen versorgt, die sie braucht, um möglichst lange glatt und gesund zu bleiben. Auch die hochwertigste Kosmetik kann nicht mehr bewirken, als einen Schutzfilm gegen äußere Einflüsse zu bilden und die Haut in ihren vielen wichtigen Funktionen sanft zu unterstützen.

> Die positiven Effekte einer Lapachoentgiftungskur werden erst nach einigen Tagen sichtbar. Wundern Sie sich nicht, wenn Sie sich durch die vermehrte Ausscheidung von Schlacken und Giftstoffen zunächst schlapp fühlen oder die Haut zu Unreinheiten neigt.

Ernährungsfehler werden sichtbar

Das Problem dabei ist nur, dass die wenigsten von uns sich optimal ernähren. Zu groß ist oft die Lust auf Alkohol, Schokolade und Kaffee. Während kleine Mengen davon innerhalb einer ansonsten vollwertigen Ernährung durchaus nicht schädlich sind, kommt es zu Mangelzuständen, wenn Genussmittel, Fleisch, Weißmehlgebäck und fette Nahrungsmittel im Übermaß konsumiert werden. Meist fehlt es nicht an den Informationen, wie eine gesunde Ernährung aussehen sollte. Im Berufsalltag spielt häufig der Zeitmangel eine große Rolle: Eine fette Wurstsemmel oder etwas Süßes vom Bäcker ist schnell geholt.

Gerade deshalb ist es wichtig, seinem Körper ein- bis zweimal im Jahr eine kleine Entgiftungs- und Schlankheitskur zu gönnen. Und welches Naturheilmittel würde sich dazu besser anbieten als Lapacho? Lapachotee entgiftet den Organismus auf sanfte Weise, Schlacken werden abgebaut und der Körper wird mit allen wichtigen Mineralstoffen versorgt. Und auch wenn es darum geht, einige überflüssige Pfunde loszuwerden, ist die Lapachoentgiftungskur sehr zu empfehlen.

Wie die Lapachoentgiftungskur wirkt

Durch die kleine Lapacho-
entgiftungskur

▶ Werden Giftstoffe und
Schlacken abtransportiert

▶ Kann man sein Gewicht
reduzieren

▶ Wird der Darm schonend
gereinigt

▶ Können kleine Ernährungs-
sünden wieder gutgemacht
werden

▶ Werden Mineralstoffmängel
ausgeglichen

▶ Werden die Körperabwehr-
kräfte gestärkt

▶ Werden die Organe ent-
lastet und ihre Funktion verbessert

▶ Wird die Heilung von rheu-
matischen Erkrankungen,
Bluthochdruck, Allergien und
Hauterkrankungen gefördert

Was Sie für die Kur brauchen

Für die fünftägige Lapachoentgiftungskur benötigen Sie pro Tag:
▶ 2 Liter Lapachoschorle, die zu 50 Prozent aus kaltem Lapachotee
und zu 50 Prozent aus Mineralwasser besteht. Wählen Sie ein gutes
Mineralwasser mit nur wenig Kohlensäure und einem möglichst geringen Natriumgehalt. Zu viel Natrium bindet Flüssigkeit im Körper und
behindert so den gewünschten Entschlackungs- und Entgiftungspro-
zess. Setzen Sie der Schorle den Saft von 1 (möglichst unbehandelten)
Zitrone zu.
▶ 1 Teller Gemüsebrühe, die in beliebiger Kombination und Auswahl
beispielsweise aus Kartoffeln, Lauch, Möhren, Tomaten, Zucchini und
Zwiebeln zubereitet werden kann. Dünsten Sie das Gemüse in etwas
Olivenöl an, und geben Sie dann ausreichend Wasser dazu. Lassen Sie
die Suppe je nach Gemüsearten zwischen 10 und 25 Minuten bei geringer Hitze kochen, und würzen Sie sie sparsam mit etwas Meersalz.
Zur Verfeinerung können Sie sie mit frisch gehackten Kräutern be-
streuen. Besonders gut geeignet sind dazu Schnittlauch, Liebstöckel,
Petersilie und Fenchelgrün. Die typischen Sommergemüse schmecken
besonders gut mit einer provenzalischen Kräutermischung.

Statt Zitronen können Sie
auch die kleineren grünen
Limonen oder Limetten
für Ihre Lapachoschorle
verwenden. Sie sind zwar
etwas teurer, aber in der
Regel ungespritzt und
saft- und aromareicher als
Zitronen.

Regelmäßige Bewegung an der frischen Luft unterstützt eine Entgiftungskur zusätzlich in ihrer Wirkung und regt den Kreislauf und die Durchblutung an.

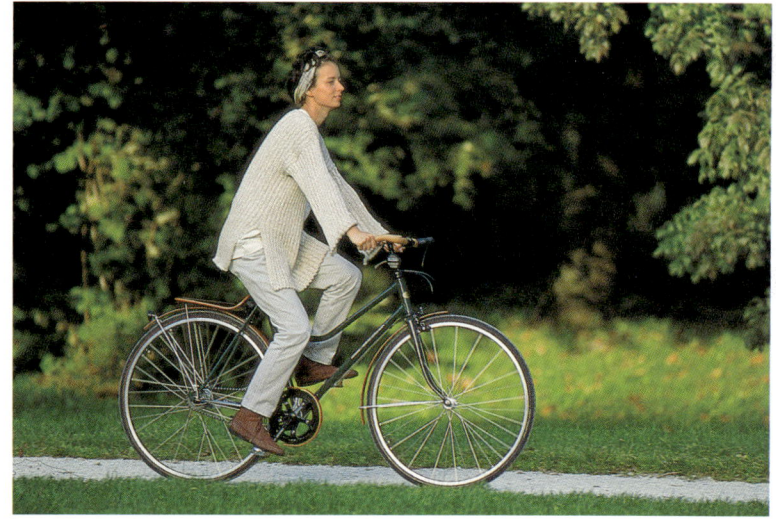

Die Lapachoentgiftungskur im Überblick

▶ Nehmen Sie sich 1 Tag Zeit, um sich auf die Kur vorzubereiten. An diesem Übergangstag sollten Sie auf Alkohol, Fleisch, Kaffee und Zucker verzichten und sich vorwiegend von frischem Obst und gedünstetem Gemüse ernähren. Versuchen Sie, sich innerlich zu sammeln und einzustimmen.

▶ Wählen Sie für die Kur möglichst solche Tage, die Ihnen beruflich oder privat nicht zu viel abverlangen. Sie werden sich besser fühlen, wenn Sie zwischendurch auch einmal ruhen können und Zeit für entspannende, vergnügliche Aktivitäten haben. Wie bei jeder Entschlackungskur müssen Sie damit rechnen, sich zunächst vielleicht auch etwas schlapp zu fühlen.

Schränken Sie während der Kur möglichst auch den Nikotinkonsum ein, und sorgen Sie stattdessen für viel Bewegung an der frischen Luft.

▶ Beginnen Sie den ersten Kurtag mit einer Darmreinigung. Trinken Sie dazu morgens auf nüchternen Magen 1/4 Liter Wasser mit 1 gestrichenen Teelöffel Bittersalz (kristallines Magnesiumsulfat) aus der Apotheke. Durch Bauchmassagen und etwas Bewegung können Sie die abführende Wirkung des Bittersalztrunks fördern. Meist zeigt er eine rasche Wirkung: Sorgen Sie dafür, dass Sie eine Toilette in der Nähe haben!

▶ Abgesehen vom ersten Kurtag, an dem Sie morgens Bittersalz trinken, verläuft jeder Lapachoentgiftungskurtag gleich. Trinken Sie 5 Tage lang jeweils 2 Liter Lapacho-Mineralwasser-Schorle über den Tag verteilt, das erste Glas gleich morgens nach dem Aufstehen, das letzte am Abend vor der Nachtruhe. Trinken Sie in kleinen Schlucken. Bereiten Sie sich außerdem täglich 1 Teller Gemüsebrühe zu, den Sie mittags zu sich nehmen.

▶ Nach den 5 Kurtagen sollten Sie die Lapachoentgiftungskur nicht radikal abbrechen, sondern sich noch einmal einen Übergangstag gönnen. Wie beim Vorbereitungstag sollten Sie sehr leichte Kost zu sich nehmen und weiterhin viel Flüssigkeit trinken.

Wer auf die Kur verzichten sollte

Obwohl die Lapachoentgiftungskur eine sehr milde und unbedenkliche Form des Fastens darstellt, sollten auch kurze Fastenkuren grundsätzlich nicht von Schwangeren, Kindern unter zehn Jahren und Personen durchgeführt werden, die an Krebs, Diabetes mellitus oder schweren Organerkrankungen leiden.

Was die Lapachokur abrundet

Wenn Sie die Lapachokur zu einem Rundumpflegeprogramm machen wollen, werden folgende Tips dazu beitragen, dass Sie sich nach den fünf Tagen nicht nur gesünder fühlen, sondern man Ihnen Ihr Wohlbefinden auch ansieht.

▶ Absolvieren Sie noch im Bett einige Gymnastikübungen, fahren Sie mit den Beinen Rad, und dehnen Sie wie eine Katze alle Glieder.

▶ Machen Sie heiß-kalte Wechselduschen, wobei Sie mit einem kalten Guss abschließen sollten. Cremen oder ölen Sie sich anschließend gut ein (siehe »Körperpflege« Seite 83).

▶ Ein Saunabesuch unterstützt durch ausgiebiges Schwitzen die Entschlackung über die Haut. Anschließend ist eine Gesichtspackung besonders wirksam.

▶ Sorgen Sie für viel frische Luft, gehen Sie spazieren, fahren Sie Rad, oder besuchen Sie wieder einmal ein Schwimmbad.

Für eine längere Diät zur Gewichtsreduzierung brauchen Sie einen ausgewogenen Ernährungsplan, der gewährleistet, dass Sie alle wichtigen Nährstoffe und Vitamine bekommen. Die Lapachoschorle eignet sich aber auch dann als passendes Diätgetränk.

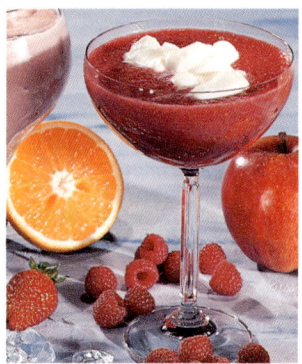

Mit Sahne, Honig und Früchten lassen sich einfach und schnell erfrischende Lapachococktails herstellen.

Nicht alles, was der Gesundheit zuträglich ist, schmeckt so gut wie Lapachotee. Mit Hilfe der Rezeptideen lässt sich das Angenehme mit dem Nützlichen besonders gut verbinden.

Lapachogetränke für die ganze Familie

Schon die Regenwaldindianer haben die Rinden des roten Lapachobaumes nicht nur für Heilzwecke, sondern auch als Genusstee zubereitet. In der Tat macht ihn sein leicht vanilleartiges, würziges Aroma schon zu einer Köstlichkeit. Darüber hinaus gibt es noch die Möglichkeit, den Tee durch verschiedene Zusätze zu verfeinern.

Wie bereits erwähnt, kann man die Zubereitung des Heiltees gut variieren. Mit etwas Honig, Sahne oder Zitronensaft versetzt schmeckt Lapachotee den meisten noch besser als pur. Wichtig ist dabei aber, dass, ebenso wie beim Einkauf des Tees, auch beim Einkauf der Zusätze auf gute Qualität geachtet wird. So schmeckt kaltgeschleuderter, unbehandelter Honig beispielsweise besser als die herkömmliche Massenware. Einige Naturkostläden bieten inzwischen fertige Lapachomischungen an, z. B. mit Apfel und Hibiskus, die recht gut schmecken.

Mit den folgenden Rezepten können Sie den Tee aus der roten Lapachorinde zu einem Genuss für die ganze Familie machen. Auch für Kinder ist bestimmt etwas dabei.

Würzige und anregende Aufwärmer

Gewürze können dem Lapachotee ein außergewöhnlich interessantes Aroma verleihen. Hinzu kommt, dass Gewürze nicht nur wohlschmeckend, sondern auch sehr gesund sind. Während sie im Ayurveda, der traditionellen Gesundheitslehre der Inder, eine wichtige Rolle spielen, ist die Gewürzheilkunde bei uns ein wenig in Vergessenheit geraten.

Die folgenden Rezepte für Gewürztees mit Lapacho sind ein ungewöhnlicher Genuss für die Gaumen experimentierfreudiger Teetrinker, und wärmen auf an kalten Wintertagen.

Natürlich passt der aromatische Lapachotee auch gut zu schwarzem Tee. Dabei ist es reine Geschmackssache, ob Sie einem Assam-, einem Darjeeling-, einem Ceylontee oder einer anderen Teesorte den Vorzug geben. Durch eine Mischung zu gleichen Teilen aus Lapacho- und Schwarztee wirkt der schwarze Tee weniger aufputschend und ist insgesamt bekömmlicher.

Lapachotee mit Pep

Zutaten: Lapachotee, 1 Schuss süße Sahne, 1 TL Honig, je 1 Prise Pfeffer und Zimt
Zubereitung: Kochen Sie den Lapachotee nach dem Grundrezept. Fügen Sie pro Tasse Tee die angegebenen Mengen an süßer Sahne, Honig, Pfeffer und Zimt zu. Rühren Sie gründlich um, und trinken Sie den Tee möglichst heiß.

Adventslapacho

Zutaten: Lapachotee, Honig, Sahne, je 1 Messerspitze Vanille, Anis und Koriander
Zubereitung: Versetzen Sie 1 große Tasse heißen Lapachotee mit etwas Honig und Sahne. Mischen Sie außerdem Vanille, Anis und Koriander unter den Tee.
Tip Weitaus aromatischer schmecken diese typischen Weihnachtsplätzchengewürze, wenn Sie sie im Ganzen kaufen und erst vor der Verwendung in einem kleinen Mörser zerreiben oder in einer Gewürzmühle mahlen. Bereits gemahlene Gewürze sollten Sie kühl und dunkel aufbewahren und möglichst rasch verbrauchen.

Assam-Lapacho-Tee mit Zitrone

Zutaten: Assamtee, Lapachotee, frisch gepresster Zitronensaft
Zubereitung: Mischen Sie einen kräftigen Assamtee im Verhältnis 1:1 mit frisch zubereitetem Lapachotee. Runden Sie den Tee mit frisch gepresstem Zitronensaft ab, pro Tasse genügt 1 Teelöffel.

Assamtee hat ein sehr kräftiges, herbes Aroma und eine dunkelrote Farbe, Darjeelingtee dagegen hat einen zarten, blumigen Geschmack und eine sehr helle Färbung. Ceylontee liegt etwa zwischen diesen beiden Extremen.

Darjeeling-Lapacho-Tee mit Milch

Zutaten: Darjeelingtee, Lapachotee, Milch, Honig oder Zucker
Zubereitung: Vermischen Sie Darjeelingtee und Lapachotee zu gleichen Teilen. Dazu passen pro Tasse Tee 2 Esslöffel Milch und 1 Teelöffel Honig oder Zucker besonders gut.

Lapachobowlen und Longdrinks

Die folgenden Getränke sind schnell zubereitet. Sie eignen sich gut zur Erfrischung für heiße Sommertage. Die Rezepte ohne Alkohol können Sie auch für Kinderfeste unbesorgt verwenden, da sie mit ihrer leuchtenden Farbe und dem fruchtigen Aroma ganz nach dem Geschmack von Kindern sind. Bei den Rezepten mit Rum oder Sekt handelt es sich natürlich nicht um Heilgetränke, sondern um reine Genussdrinks. Durch die Kombination von Früchten und Lapachotee werden sie aber in jedem Fall zu guten Vitamin- und Mineralstofflieferanten für besondere Gelegenheiten.

Die Kinderbowle kann man auch gut mit anderen Früchten, wie z. B. Himbeeren oder Sauerkirschen variieren. Eventuell sollten Sie noch etwas Honig hinzufügen.

Kinderbowle

Zutaten: 1/2 l Lapachotee, 1/4 l Mineralwasser, etwas Zitronensaft, einige frische Erdbeeren
Zubereitung: Vermischen Sie den kalten Lapachotee mit dem Mineralwasser, fügen Sie 1 Schuss frisch gepressten Zitronensaft und einige klein geschnittene Erdbeeren hinzu.

Indianerbowle

Zutaten: 1/2 l Orangensaft, 1/2 l Lapachotee, 3 Bananen, eventuell Apfeldicksaft
Zubereitung: Mischen Sie den Orangensaft mit dem kalten Lapachotee, und fügen Sie die klein geschnittenen Bananen hinzu. Süßen Sie die Bowle nach Bedarf mit 1 Schuss Apfeldicksaft.

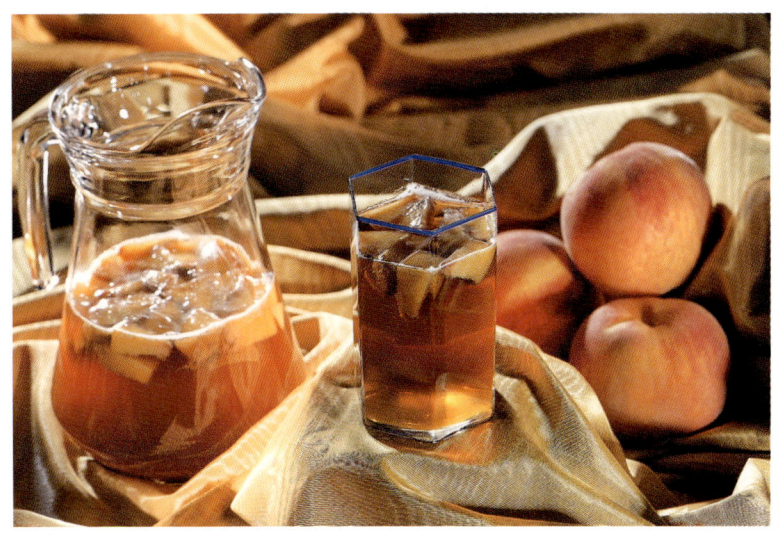

*Eine Lapacho-Sommer-
bowle ist eine exotische
Bereicherung für jedes
Sommerfest. Egal ob
mit oder ohne Alkohol.*

Sommerbowle

Zutaten: 3 Pfirsiche, etwas Honig, 1/2 l Lapachotee, 1/4 l Mineralwasser, 2 EL gesüßter Sanddornnektar
Zubereitung: Schneiden Sie die Pfirsiche in kleine Stücke, und geben Sie sie zu dem mit Honig gesüßten, kalten Lapachotee. Füllen Sie mit Mineralwasser auf, und verfeinern Sie die fruchtige Sommerbowle mit Sanddornnektar.

Lapacholassi

Bei einem Lassi handelt es sich um ein aus Indien stammendes Getränk, das mit Joghurt und Hüttenkäse zubereitet wird.
Zutaten: 1 Tasse Joghurt, 1 Tasse Hüttenkäse, 1 große Tasse kalter Lapachotee, 2 TL Korianderpulver, 1 EL Ahornsirup
Zubereitung: Vermischen Sie zunächst Joghurt, Hüttenkäse und Lapachotee miteinander, und rühren Sie dies gründlich durch. Fügen Sie dann die restlichen Zutaten hinzu, und mischen Sie das Ganze nochmals. Das Lapacholassi schmeckt ungekühlt und gekühlt, am besten jedoch frisch zubereitet.

Den Vitamin-C-reichen Sanddornnektar erhalten Sie in Reformhäusern. Außer mit normalem Kristallzucker gibt es ihn auch mit Honig, Fruchtzucker oder Apfeldicksaft gesüßt.

Honig-Frucht-Lapacho-Drink

Zutaten: 2 geschälte und klein geschnittene Äpfel, 150 g frische oder tiefgefrorene Himbeeren, 1/2 l Lapachotee, 1/2 l Apfelsaft, 3 EL Honig, geschlagene Sahne zum Verzieren
Zubereitung: Pürieren Sie die Apfelstückchen und die Himbeeren im Küchenmixer. Geben Sie dann den kalten Lapachotee, den Apfelsaft und den Honig dazu, und vermischen Sie alles gründlich. Servieren Sie das Getränk in Sektschalen mit geschlagener Sahne.

Erdbeer-Lapacho-Mix

Zutaten: 250 g Erdbeeren, 2 EL Erdbeereis, 1/4 l frische Milch, 1/4 l kalter Lapachotee, 2 Päckchen Vanillezucker, Saft von 1 Orange, etwas Puderzucker, Eiswürfel
Zubereitung: Mischen Sie alle Zutaten bis auf die Eiswürfel mit einem Handmixer. Servieren Sie das Getränk in großen Glasschalen auf Eiswürfeln.

Diese Rezepte eignen sich vorzüglich für Gäste bei einer Sommerparty. Den Lapacho-Apricot-Whiz können Sie auch zum Dessert nach einem feinen Essen anbieten.

Lapacho-Apricot-Whiz

Zutaten: 1/2 l Vanilleeis, 1 TL Vanille, 1/4 l kalter Lapachotee, 1/4 l Milch, 1 kleine Tasse eingemachte Aprikosen, 4 cl brauner Rum
Zubereitung: Geben Sie alle Zutaten in einen Küchenmixer, und vermischen Sie sie gründlich miteinander. Servieren Sie den Lapacho-Apricot-Whiz in dekorativen Gläsern.

Lapacho-Sekt-Orangen-Bowle

Zutaten: 1/2 l kalter Lapachotee, 1/2 l Sekt, 1/2 l frisch gepresster Orangensaft, 1 EL Zitronensaft, 2 geschälte und klein geschnittene Orangen, 2–3 EL Ahornsirup
Zubereitung: Vermischen Sie den Lapachotee mit Sekt, Orangen- und Zitronensaft. Rühren Sie alles gründlich um, und geben Sie am Schluss die Orangenstückchen hinzu. Süßen Sie mit dem Ahornsirup.

Über die Autoren

Ronald P. Schweppe ist Psychotherapeut, Meditationslehrer und freier Autor.

Aljoscha A. Schwarz ist Heilpraktiker und Diplompsychologe. Seit 1987 arbeitet er als Fachbuchautor und Seminarleiter mit den Themenschwerpunkten Gesundheit, Psychologie, Philosophie und Pädagogik.

Beide Autoren sind durch zahlreiche Veröffentlichungen, Funk und Fernsehen im deutschsprachigen Raum als Experten für alternative Heilmethoden bekannt.

Literatur

Engler, A.: Syllabus der Pflanzenfamilien, Band II. Gebrüder Borntraeger. Berlin-Nikolasee 1964

Hegnauer, R.: Chemotaxonomie der Pflanzen, Band III. Birkhäuser Verlag. Basel/Stuttgart 1964

Kreher, B.: Chemische und immunologische Untersuchungen der Drogen Dionea muscipula, Tabebuia avellanedae, Euphorbia resinifera u. Daphne mezereum. Promotionsarbeit. München 1989

Möhring, Wolfgang: Das große Buch der Heiltees. Südwest Verlag. München 1997

Schwarz, Aljoscha A./Schweppe, Ronald P.: Heilen mit Gewürzen. Delphi Verlag. München 1997

Danksagung

Wir danken der Firma Amazonas (Kolpingstraße 15, 68723 Schwetzingen) für die freundliche Unterstützung und Versorgung mit Informationsmaterial und der Firma Tea-House in München für die Bereitstellung der Requisiten zu unserer Fotoproduktion.

Hinweis

Das vorliegende Buch ist sorgfältig erarbeitet worden. Dennoch erfolgen alle Angaben ohne Gewähr. Weder Autoren noch Verlag können für eventuelle Nachteile oder Schäden, die aus den im Buch gemachten praktischen Hinweisen resultieren, eine Haftung übernehmen.

Bildnachweis

Bilderberg, Hamburg: 88 (Nomi Baumgartl); Fotoarchiv, Essen: U4, 6, 8 (Claus Meyer), 25 (Ciro Antinozzi); Nagy Michael, München: Titel, 14, 18, 33, 36, 44, 49, 54, 82, 84, 90, 93; New Eyes, Hamburg: 1 (HOM), 28 (Retna/Ken Bank); Pfau Wolfgang, Baldham: 42; Tony Stone, München: 66 (Daniel Bosler), 75 (Bruce Ayres)

Impressum
© 1998 Südwest Verlag GmbH & Co. KG, München

Alle Rechte vorbehalten. Nachdruck – auch auszugsweise – nur mit Genehmigung des Verlags.

Lektorat:
Dr. Marion Onodi
Projektleitung:
Susanne Garte
Redaktionsleitung
und medizinische
Fachberatung:
Dr. med. Christiane Lentz
Bildredaktion:
Ute Schoenenburg
Produktion:
Manfred Metzger
Umschlag:
Heinz Kraxenberger,
München
DTP/Satz:
Reiner Löb
Druck:
Color-Offset, München
Bindung:
R. Oldenbourg, München

Printed in Germany

Gedruckt auf chlor- und säurearmem Papier

ISBN 3-517-07612-0

Register